迷いやすい症例から学ぶ

ジェネラリストの診断力

Clinical Problem Solving

総合内科は
おもしろい！

[編著] 宮田靖志／濱口杉大
[執筆] 江別市立病院総合内科

羊土社
YODOSHA

謹告

　本書に記載されている診断法・治療法に関しては，発行時点における最新の情報に基づき，正確を期するよう，著者ならびに出版社はそれぞれ最善の努力を払っております．しかし，医学，医療の進歩により，記載された内容が正確かつ完全ではなくなる場合もございます．

　したがって，実際の診断法・治療法で，熟知していない，あるいは汎用されていない新薬をはじめとする医薬品の使用，検査の実施および判読にあたっては，まず医薬品添付文書や機器および試薬の説明書で確認され，また診療技術に関しては十分考慮されたうえで，常に細心の注意を払われるようお願いいたします．

　本書記載の診断法・治療法・医薬品・検査法・疾患への適応などが，その後の医学研究ならびに医療の進歩により本書発行後に変更された場合，その診断法・治療法・医薬品・検査法・疾患への適応などによる不測の事故に対して，著者ならびに出版社はその責を負いかねますのでご了承ください．

はじめに

なぜ総合的な能力が必要なのか？　〜現代のプロフェッショナルのあり方とは

　現代の複雑化する社会のなかで，今，医師をはじめとする専門家（プロフェッショナル）のあり方が根本から問われるようになってきている．

　プロフェッショナルとは，①特殊な知識と技術を支配し，②一般大衆には保障されていない特権が与えられ，③一般大衆には期待されない特殊な責任をもつ者，とされる．われわれ医師の特権とは，プロフェッショナルとしての自律性である．そして，この自律性を担保するために，特殊な責任，つまり公共的な使命（パブリック・ミッション）を果たすことが求められる．しかし，近年，われわれ医師のパブリック・ミッションの遂行が問われる出来事が続発している．例えば，くり返す医療事故，医師・患者間のコミュニケーション不足による対立，地域医療の崩壊などが挙げられる．このような状況のなか，**特殊な知識と技術を有し高度なパブリック・ミッションを担うプロフェッショナルとして社会貢献**していくことが，われわれ医療者には今まで以上に強く求められるようになってきている．

　現代の科学の飛躍的な進歩とそれに伴う専門領域の細分化は，われわれ医療者を高度な知識と技能を有するエキスパートとし，そして患者に多くの利益をもたらした．しかし一方で，医療の専門分化，細分化により患者の問題が適切にマネジメントされないという不利益な状況ももたらされるようになってしまった．このため，**患者を一人の人間として総合的にマネジメントする医療**の必要性が叫ばれるようになってきた．ここで，総合的な思考様式は，例えば総合内科医，家庭医，プライマリ・ケア医などのジェネラリストと呼ばれる医師だけに求められる特有な能力かというと実はそうではない．直線的な思考過程でスマートに問題解決していくと思われている，いわゆる専門診療科の領域においては，その領域の最先端であればあるほど問題は複雑化し，単純な直線的・合理的思考では解決できないケースが増えてきている．よって，そこでは，**より総合的，学際的知識の必要性**が叫ばれ，さまざまな領域の知識を統合して**専門分野を切り開いていく力**が求められるようになってきている．つまり総合的な思考様式は，すべてのプロフェッショナルに求められる最も重要な能力なのである．このような能力を備えた専門家像を，マサチューセッツ工科大学のドナルド・ショーン教授は**反省的実践家（reflective practitioner）**と呼び，複雑な状況のなかで泥臭く問題に取り組んで解決していく専門家のあり方を提唱した．

　このように，ジェネラリストという専門領域も含めたすべての専門分野における臨床判断において，真のプロフェッショナルである臨床医は，その領域のエビデンス，デー

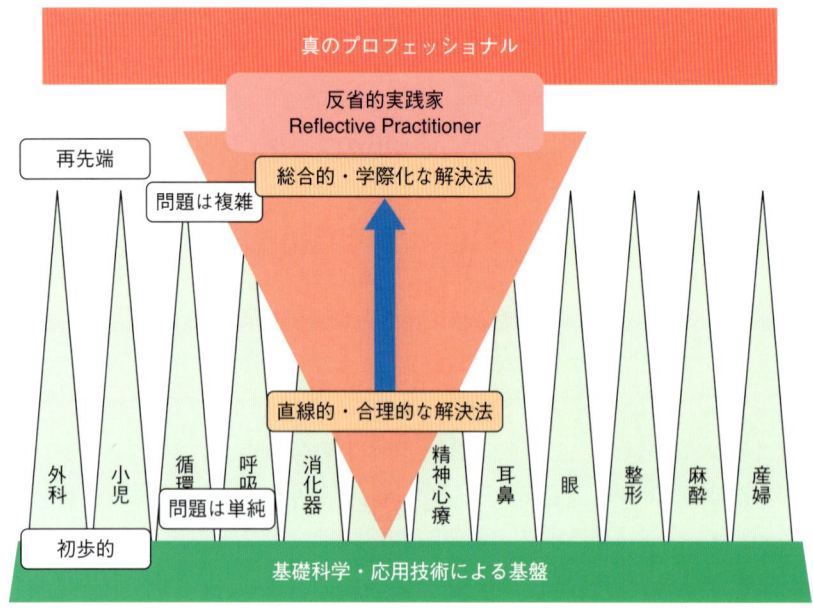

タだけに基づいて直線的に行動でするのではなく，reflective practice を基盤として，科学的理論，個人的経験，患者の視点，その他多くの要素を統合して幅広い学際的な視野を保ちながら"総合的に"行動していく必要がある．

臨床判断とは何か

　　　「医学は不確実性についての科学であり，可能性についての芸術である」
　　　　　　　　　　　　　　　　　　　　　　　　　　ウイリアム・オスラー

　医療は不確実であるから臨床は難しい．特に，取り扱う疾患や病態を限定しない総合内科の日常臨床は不確実性に満ちており，例えば，次のような状況に遭遇するのは常である．
・必要な情報は時間をかけて収集され，最初からは利用できない
・問題がダイナミックで，解決のプロセス中に変化する
・問題解決法はその状況に特異的で，一般化できない
・問題がいつ解決されたのか不明確であり，いつ解決のための追求をやめるか決断に迫られる
・完全な情報収集ができる前に治療を開始せざるを得ない
・患者が完璧に正確な情報を提供してくれるとは限らない

- 患者は診断がつかないまま治療され治っていくことがある
- 臨床研究ではっきりと解決されていない問題に出くわす
- 臨床研究の結果だけを適用するだけでは解決できない倫理的な問題に出くわす

このような状況下では臨床医が賢明な判断をしなければならないグレーゾーンが山積している．このようななかで患者ケアをしていく際に，**不確実性のなかで推論を働かせるのが臨床判断（clinical judgment）**である．

よって臨床判断においては，必ずしもすべての診断・ベストな判断ができる訳ではないことを理解しておくことは重要である．これを受け入れることができなければ不確実性への不安が高まり，その結果として過剰診療が生じる．過剰診療は医師，患者，社会のいずれにとっても，よい結果にはつながらない．"**あいまいさに耐える**"ことは臨床医の重要な能力の一つである．ここで，診断がつけられないことへの一つの対処としては，diagnosis of unknown etiology あるいは not yet diagnosed（NYD）という診断名をつけることは有効な方法である．これにより確実さを追い求める熱望が冷まされ，また，今後の検索に関して常にオープンでいることも可能となる．

いずれにせよ，われわれ日常臨床医の仕事は臨床判断において確実性を得ることではなく，**最適な臨床判断をするのに十分に診断の不確実性を減少させることである**ことを肝に銘じておく必要がある．

なぜ Clinical Problem Solving か

症例の考察は後から振り返ったらどんなことでも言える．「これはそうすべきでなかったんじゃないの？」，「自分ならこうしただろう」といった議論になりがちである．いわゆる「shouda-wouda-couda」ディスカッションとなってしまうことが多い．大切なのはリアルタイムでそのときの臨床決断を悩みながら行っていく場に学習者が存在することである．過去の症例をあたかも学習者がその現場にいるかのように診断推論を行っていくためには，情報を段階的に小出しにしながら，そのときまでに得られた情報のみで推論し意思決定を行い次に進むという Clinical Problem Solving の方式が最適である．この方法は Kassirer らによって The New England Journal of Medicine に掲載された．ここで推論をしている医師は優れた臨床家であり，これを教材として自分たちが行った推論とお手本となる推論を比較しながら学習してみるのもよい．

一方，本書で提示されている症例の推論者は決してベテラン医師ばかりではない．しかし実際に現場にいる医師が，悩みながら不確実な臨床状況のなかで，常に臨床の現実に忠実に向き合いながら推論したことが記載されている．いきなり最後の結末を読むのではなく，臨床状況の始まりから一つ一つの段階をじっくり読んで読者自らが鑑別を考

えながら推論，臨床判断を楽しんでいただきたい．

　本書が総合内科の面白さを伝えることの一助となり，総合内科の仲間が増え，多くの仲間と一緒に切磋琢磨できるようになることを願っています．

　2011年ラベンダーの花が咲き誇る札幌にて

北海道大学病院卒後臨床研修センター　宮田靖志
江別市立病院総合内科　濱口杉大

迷いやすい症例から学ぶ ジェネラリストの診断力
Clinical Problem Solving

総合内科はおもしろい！

目次 —Contents—

はじめに .... 宮田靖志，濱口杉大 3
巻頭カラー 12

総論 1 診断エラーをしないための思考法　　　宮田靖志 16

1 診断の思考過程にはどのよう種類があるのか
　　分析的方法と非分析的方法

2 診断の思考過程で，医師の頭の中はどうなっているのか
　　エキスパートは少ない情報から容易に正確な仮説を形成する

3 診断の誤りはどうして起こるのか
　　臨床推論のエラーは不適切な認知処理に起因している

4 認知エラーを減らすためにどうするか
　　"愚か者は自分を賢者と思い，賢者は自分を愚か者だと知っている"
　　認知的バイアスに陥りやすい人は，自分の意思決定に自信をもっている

5 陥りやすい認知心理を理解して診断エラーを防ごう
　　Cognitive pills for cognitive ills：認知的疾患に認知的処方をしよう

6 診断エラーを防ぐ12の秘訣

総論 2 総合内科医の新しい臨床推論トレーニング　　濱口杉大 36

1 臨床能力を磨くプレゼンテーション法
　　Diagnostic Presentation

2 発症の形式と時間経過から診断にせまる
　　Time Course Illness Script Analysis

case 1 胃腸がおかしくて，食欲がありません…　　濱口杉大 44

91歳女性．入院10日前から腹部全体の間欠的疼痛が出現し軟便傾向になった．1週間前から食欲がなくなり，食事をすると下痢をするようになった．2日前からは腹痛に加えて1日3～4回の水様性下痢となり，全身倦怠感を伴ってきたため受診した．

Contents

case 2 部活後から腰痛が治まりません… 　　　　　　　　　　　岩田啓芳　**53**

　　　16歳男性．午前中に部活の短距離走練習を水分補給をあまりせずに激しく行っていた．その後，14時頃より左下腹部痛が出現し徐々に増強するため，近医を受診．ブスコパン®20 mgにて鎮痛が試みられたが，症状の改善がみられなかったため紹介受診した．

case 3 おなかが痛いんです…
と認知症のおばあさんが…　　　　　　　　　　　　　　日下勝博　**62**

　　　87歳女性．腹痛を訴えベッド上で動けなくなり，家族に連れられて受診した．「腹が痛い，痛い…」としきりに訴えるが，一見して重篤感はないように思える．患者さんには認知症があり，当を得た病状説明ができないようなので，家族からの話をつなぎ合わせて病歴聴取を開始した．

case 4 動悸がして倒れたんです…　　　　　　　　　　　　　　若林崇雄　**70**

　　　76歳女性．朝から多忙だった日の夕食後，介護している夫をかがんだ姿勢で風呂に入れているうちに動悸と胸部の不快感を自覚し，気分が悪くなり嘔吐．その後，いつの間にか意識がなくなってしまった．1，2分で意識は回復したが大事をとって救急車を要請して受診した．

case 5 髄膜炎は治ったんですが，また発熱して
頸のリンパ節が腫れたんです…　　　　　　　　　　　　大友　元　**81**

　　　20歳男性．入院4週間前より38〜39℃台の発熱・咽頭痛・頸部痛を生じ，3週間前に頭痛・嘔吐をきたしたため脳神経外科病院に紹介され，ウイルス性髄膜炎と診断され治療を受けた．1週間前，発熱・右頸部痛が再燃したため対症療法を受けたが改善せず，紹介受診した．

case 6 突然熱が出て，全身が痛いんです…　　　　　　　　　　濱田修平　**91**

　　　64歳男性．前日夜に右手関節の疼痛を感じていた．今朝，全身の疼痛のためベッドから起き上がれず，妻に起こしてもらって何とか座ることができた．体温は38.5℃であった．午後に入り手関節，膝関節が赤く腫れ，右手で箸を持つこともできなくなったため受診した．

case 7 2週間前から血便が出てるんです…　　　　　　　　　　桃井　環　**100**

　　　31歳女性．2週間前より排便時に右下腹部痛が出現し，便に血液が混ざるようになった．腹痛は鈍痛で間欠的であり，食事関連はなし．血液は赤色粘血調で，1日に1〜2回中等量みられた．自宅にて様子をみていたが改善しないため受診した．

case 8　ニンニク注射をしてほしいんです…と20代の女性が…
病歴だけで診断する総合内科外来①
森崎龍郎　*109*

　　20代女性．「カゼ」で受診したいと受付をしてきた．待合室で検温したところ発熱はなし．外来看護師によると，見た感じは元気そうだとのこと．予診票には「ニンニク注射をしてください」と書かれていた．

case 9　病体がコワイんです…と40代の女性が…
病歴だけで診断する総合内科外来②
森崎龍郎　*115*

　　40代女性．強い倦怠感を主訴に近医を受診し，諸検査にて軽度の鉄欠乏性貧血がみられたが全身倦怠感の原因となるものは特定できなかったため，本人から精密検査の希望があり紹介受診した．

case 10　顔色が悪くて体がだるく，足に力も入らないんです…
日下勝博　*121*

　　85歳男性．数日前から両下肢の脱力感を自覚していたが，徐々に増悪し歩行時にふらつくようになった．昨日からは家族に顔色不良を指摘されるようになった．今朝，起床時から強い全身倦怠感が出現しベッドから起き上がれないため救急車で受診した．

case 11　救急隊より受け入れ要請．80歳代　女性，吐血，黒色便で，血圧70 mmHg台です…
岩田啓芳　*131*

　　80歳代女性．2，3日前から黒色便を自覚し，悪寒を訴えていた．受診当日は夕方まで特に訴えはなかった．夕食後の20時に嘔吐をし，吐物は赤色であった．その後，全身の強い倦怠感を自覚したため救急車を要請し受診した．

case 12　神経内科，整形外科，泌尿器科で診てもらっているんですが，身体がむくんできたんです…
高橋早織　*142*

　　80歳男性．Parkinson病，左背部痛，前立腺肥大症・神経因性膀胱のため，神経内科，整形外科，泌尿器科に通院していた．1カ月前より下腿浮腫が目立つようになったため利尿薬を処方され一時軽快したが，2週間前より再び出現し1週間前からは全身の浮腫と尿量減少がみられるようになり，全身倦怠感が著明となったため紹介受診した．

case 13　熱が出て体が痛くて治らないんです…
加藤隼悟　*152*

　　80歳女性．以前から肺気腫を指摘されていたが，日常生活は問題なかった．一カ月前から徐々に倦怠感が出現し，一週間前に38℃の発熱と両下肢の筋肉痛を認めたため近医を受診し，肺炎を疑われて5日間治療を継続した．しかし発熱は続き，食欲が低下し1カ月で1～2 kgの体重減少もみられたため紹介受診した．

Contents

case 14 8日前にトイレで力んで倒れ，5日前から吐いているんです…
山田和美 *160*

74歳男性．8日前にトイレで力んだ直後に数分間の意識消失を起こしたため近医に救急搬送されたが，諸検査で異常を認めなかったため帰宅．6日前に腹部不快感と腹満感があり当科を受診し消化管内視鏡検査を予定した．5日前から食欲低下を認め，前日夕方より嘔気を伴い頻回の嘔吐をするようになったため再診した．

case 15 皮膚科で治療しているんですが，蕁麻疹が一向によくならないんです…
福井慶太郎 *172*

73歳女性．約半年前から，特に誘因なく発症した頸部以下の掻痒を伴う皮疹を主訴に皮膚科を受診し，内服薬とステロイド外用薬の処方を受けていた．しかし，症状が一向に改善しないため受診した．

case 16 微熱と頭痛が3週間も続いているんです…
阿部昌彦 *182*

39歳男性．約3週間前から微熱と頭痛があり，2週間前にかかりつけ医を受診し風邪の診断で処方を受けた．1週間前には頭痛のためMRIを受けたが異常なし．発熱と頭痛が続くため受診した．

索　引 ……………………………………………………………………… *192*

本書の構成

　各 case では，最終診断に至る実際の流れに沿って以下のような構成になっています．各行程では総合内科医が何を考えているかが描かれており，診断までの思考プロセスを見て取ることができるようになっています．

　鑑別に何を考え，どの検査を選択し，検査結果から何を読み取っているのか？ 診断エラーを起こしやすい状況とは？ などが臨場感たっぷりに伝わってきます．本書内の医師と一緒に考えながらジェネラリストの診断力（Clinical Problem Solving）を磨いていきましょう！

各caseの流れ

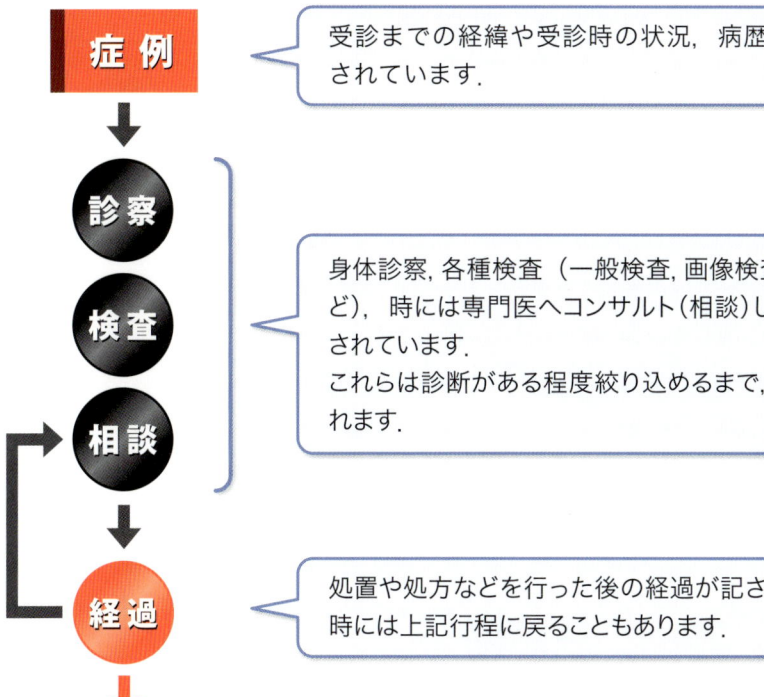

症例	受診までの経緯や受診時の状況，病歴などが紹介されています．
診察／検査／相談	身体診察，各種検査（一般検査，画像検査，心電図など），時には専門医へコンサルト（相談）した内容が示されています． これらは診断がある程度絞り込めるまで，何度か行われます．
経過	処置や処方などを行った後の経過が記されています．時には上記行程に戻ることもあります．
最終診断	最終的な診断を示しています．

……………… 各caseの最後には，以下のまとめを設けています． ………………

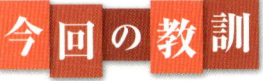　診断に至るまでを振り返ってのポイントを箇条書きでまとめてあります．

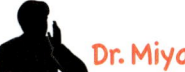 Dr. Miyata の 一言メモ　宮田医師からのアドバイスが記載されています．

巻頭カラー

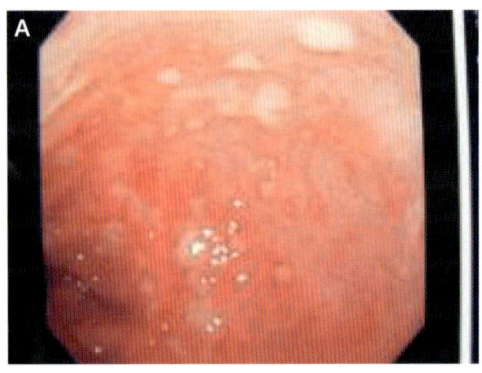
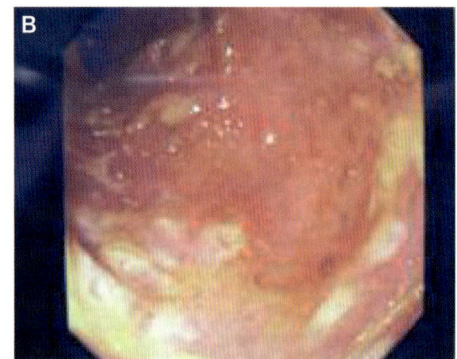

図1　大腸内視鏡所見（50ページ図3参照）
　　　A）白黄色の半球状隆起（直腸），B）同左（下行結腸）

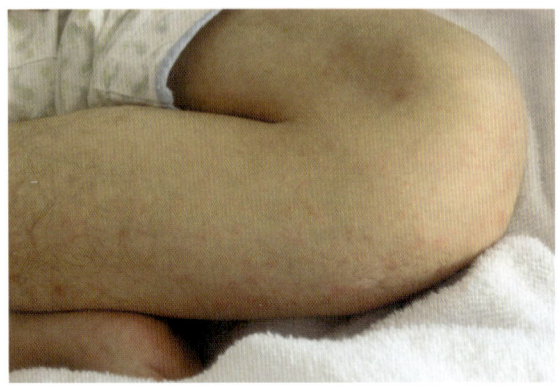
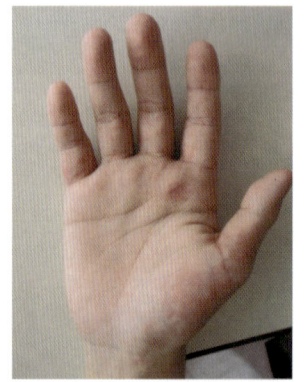

図2　左脚に赤色皮疹（87ページ図2参照）　　　**図3　右手掌に赤色皮疹**
　　　　　　　　　　　　　　　　　　　　　　　　　　（87ページ図3参照）

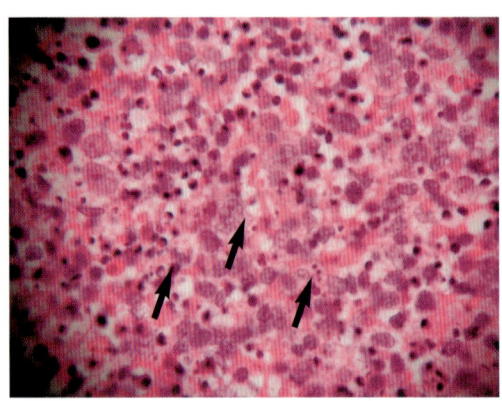

図4　組織検査の結果（88ページ図4参照）
　　　黒色の核破砕物を組織球（淡いピンク色）が貪食（→）

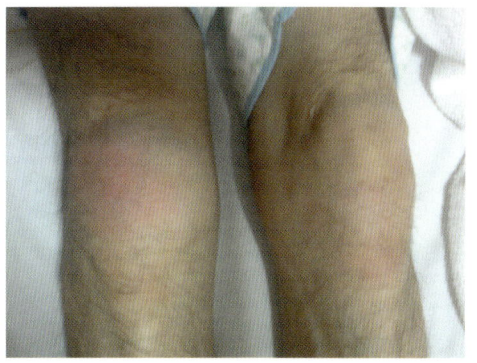
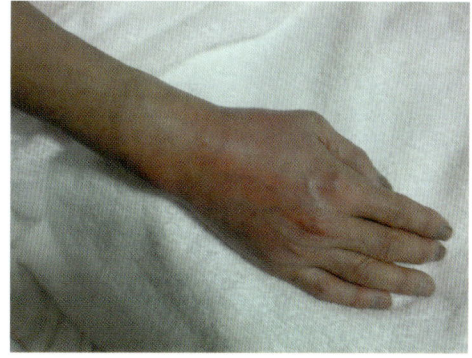

図5 両膝関節，右手首に認められる発赤腫脹（93ページ図1参照）
右膝には膝蓋跳動．両膝，右手首には発赤，熱感を伴う．

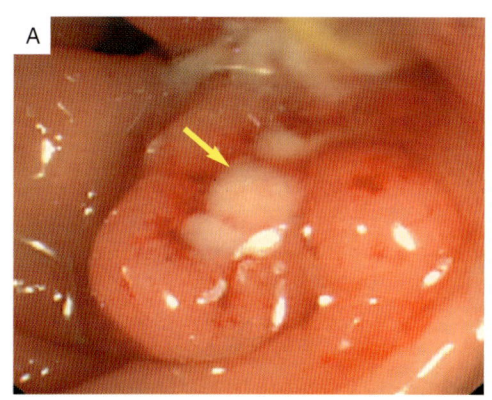
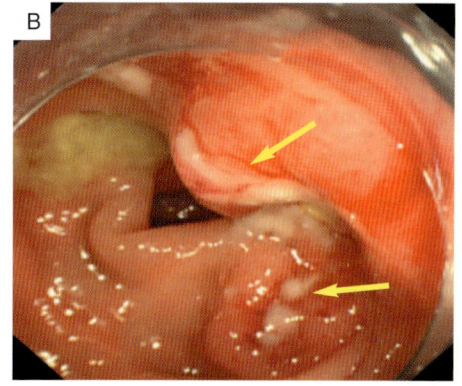

図6 下部消化管内視鏡所見(上行結腸)（102ページ図1参照）
A）盲腸部近景．B）盲腸部遠景．

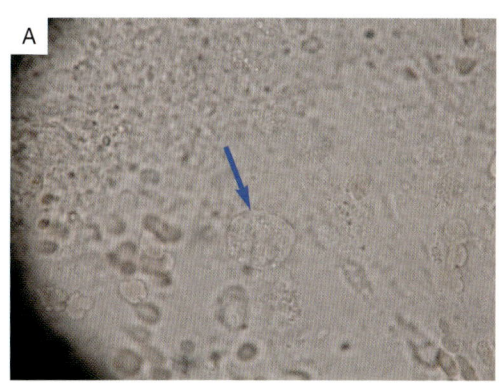
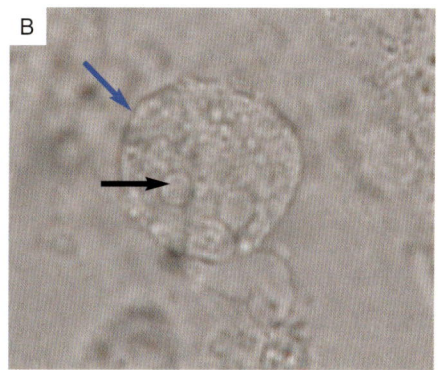

図7 便検鏡所見（105ページ図2参照）
A) 弱拡大：便中に円形のアメーバ原虫（→）らしきものがみられる．
B) 強拡大：それの中に赤血球（→）があり貪食していることがわかる．

巻頭カラー

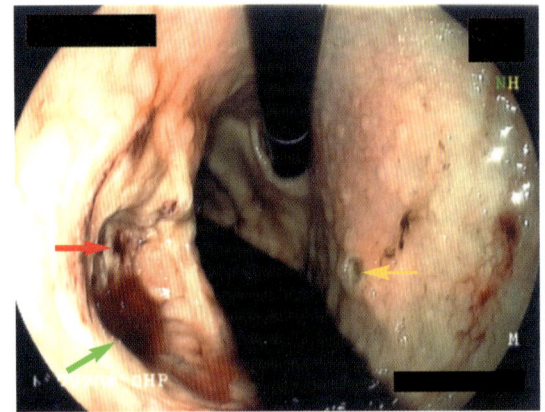

図8 内視鏡画像（124ページ図3参照）

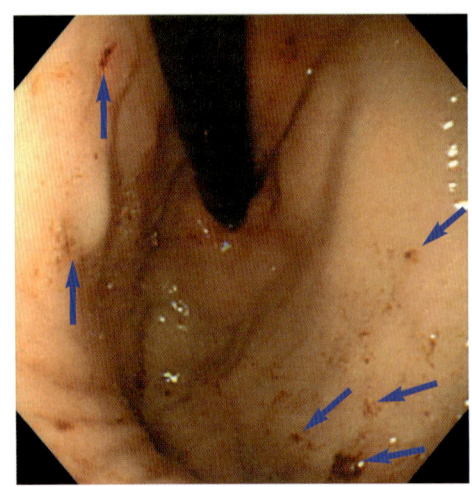

図9 胃穹窿部（136ページ図3参照）

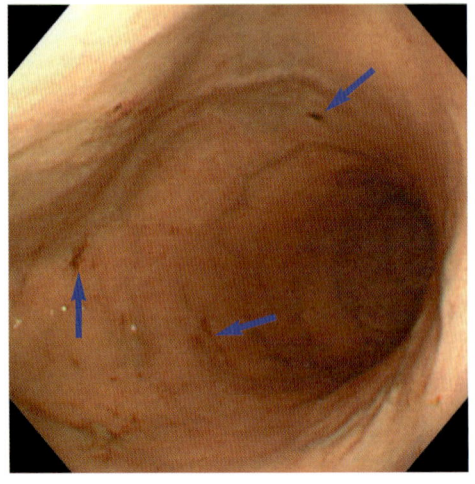

図10 胃体下部〜幽門前庭部
（136ページ図4参照）

迷いやすい症例から学ぶ
ジェネラリストの診断力

Clinical Problem Solving

総合内科はおもしろい！

総論 1

診断エラーをしないための思考法

宮田靖志

1 診断の思考過程にはどのような種類があるのか
~分析的方法と非分析的方法~

　臨床医が用いる一般的な診断の思考法としては表1のようなものが知られている．このうち，最もよく知られており妥当な方法だと思われているのが仮説演繹法であるが，実際には医師は臨床経験を積むにつれパターン認識，ヒューリスティクスのような**非分析的な(non‐analytic)方法**を用いて，驚くほど少ない情報に基づいて**直観的に診断している**ことがわかっている．この方法で診断することで多くの場合は時間をかけずに正しい診断ができる．

　しかし，臨床の最前線は不確かさに満ち溢れている．よって，直観的な非分析的方法でうまく診断できないとき，あるいは非分析的な方法と並行して，仮説演繹法のような**分析**

表1　診断のストラテジー

仮説演繹法 （Hypothetico-deductive method）	・患者に関する初期の手がかりから可能性のある診断・とるべき行動のリストを作り，リストの数を減らしていくために病歴聴取・身体診察・検査をしていく ・仮説形成が早いほど正しい仮説である傾向がある ・仮説を確定する証拠を探すことがじっくりと行われ，しばしば時間がかかる
徹底的検討 （Exhaustion）	・初心者によくみられる初歩的な方法 ・診断をしようとする前に不適切に膨大なデータバンクを作ってしまう ・経験を積み洞察が深まるにつれ，データ探索はより簡潔でダイレクトになってくる
最悪ケースシナリオの除外 （Rule out worst-case scenario：ROWS）	・おおよそ5つ程度の除外すべきシナリオを用いる ・見逃すことが怖くて，over-reading，医療資源の過剰利用につながることがある
パターン認識	・一番多く用いられている方法 ・医師の以前からの思い込み，期待などのバイアスによりデータの選択が不適切になることがある ・自分の好みの仮説を支持するようにデータを選択的に取り扱い確証バイアスが生じることがある
ヒューリスティクス （Heuristics：近道思考）	・経験則による診断 ・問題解決や臨床決断においての近道を提示し，これが大部分のケースでは上手くいく ・認知バイアスに陥ることがある

的（analytic）な方法も用いて診断していくのが最も有効な診断法である（**dual process theory**）．これにより非分析的な方法だけで診断するときに生じる早合点による過ちを制御することが可能となる．

> 決断の２つのシステム：dual process theory
> ・システム１：ヒューリスティック，直感的
> ・システム２：システマティック，分析的

　直観的な診断法は学生や初期の研修医には困難と思われがちであるが，このようなanalytic と non‐analytic な思考過程を合わせた臨床推論のトレーニングは，臨床経験が浅い時期から行っていくことが勧められている．

2 診断の思考過程で，医師の頭の中はどうなっているのか
～エキスパートは少ない情報から容易に正確な仮説を形成する～

❶ 問題表象と semantic qualifier

　患者の訴えをきっかけに，病歴聴取，身体診察，検査を実施して診断のための情報収集

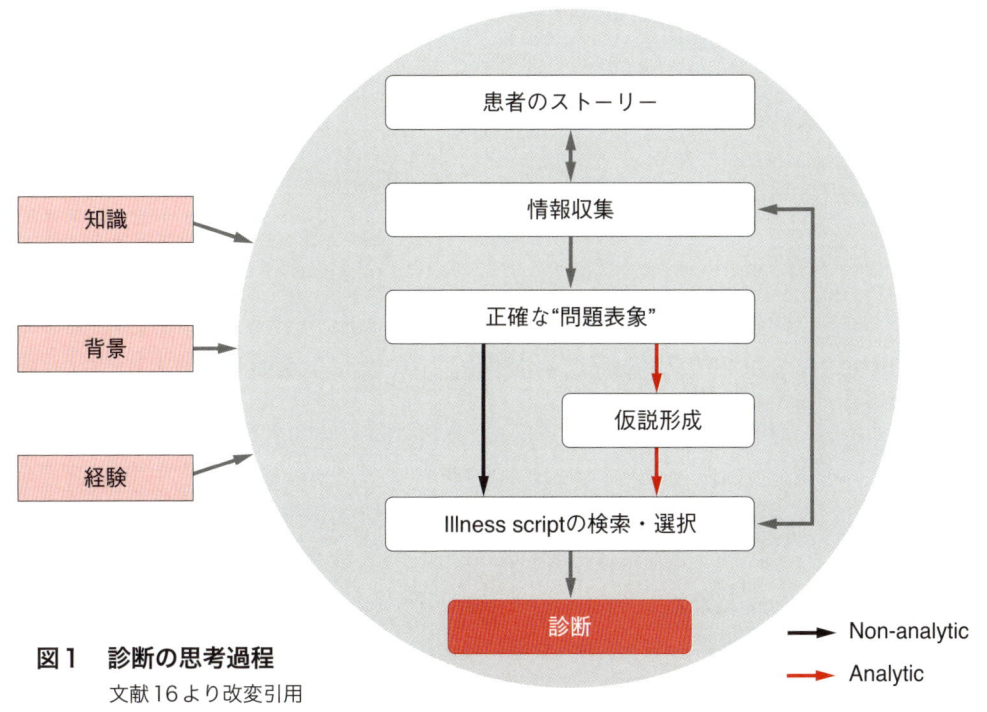

図1　診断の思考過程
文献16より改変引用

をする．そして収集した情報をもとにして，患者の状態を抽象的な言葉（semantic qualifiers：SQ）を用いてワンセンテンス・サマリーとして上手くまとめあげる．SQを用いると，例えば，"これまでに3回"→"頻回に"，"昨日から続く"→"急性の"のようになる．このようにしてまとめられたものを問題表象（problem representation）と呼ぶ．

　SQを用いた問題表象は正しい診断に結びつくと言われ，そのためには必ずしも頭から足の先までのデータを収集するのではなく，選ばれた重要な情報を収集しSQに変換していくことが重要である．経験豊富な医師は推論過程に応じて選択的なデータ収集をしており，また，診断を上手くつけられる医師はケースディスカッションでより多くのSQを使用している．そして，早期に得られる問題表象が問題解決に重要であり，専門技能が高まるにつれ医師はこうして得られた初期仮説に従って推論するようになる．

❷ 問題表象とillness scriptのマッチング

　われわれが経験した疾患は頭の中でその状況の典型的なケースとして物語のような形になって保持されている．これをillness scriptと呼ぶ．scriptは現実世界の出来事をくり返し経験することにより作られ，あるタイプの情報が具体的な形に統合されたものである．出来事のつながりを何回かくり返すと，人はそのつながりのなかでその出来事をとらえるような知識構造を作るようになるのである．

　illness scriptの活性化は意識せず自動的に起こる．自分の頭の中に保持されているillness scriptと問題表象が上手くマッチすれば非分析的な方法で素早く診断されるというわけである．通常，日常臨床では医師はこの方法で素早く診断，マネジメントしている．正診率はillness scriptに迅速にアクセスすることと関連するとも言われ，エキスパートは5分以内に仮説を立てることができれば95％の正診率であり，5分以内に診断を思いつかなければ95％の確率で診断できないとも言われる．しかし，臨床経験の浅い医師は十分なillness scriptをもっていないためなかなか上手く診断をつけることができない．また，正確な問題表象が作られていないと，保持されているillness scriptsを眼前の状況にマッチさせることが困難となり，この場合もなかなか診断できない．あるいは誤診に至ってしまう．

❸ illness scriptの特徴と診断能力向上のためのillness script形成

　illness scriptsは疾患特徴的ではなく，疾患は色々なillness scriptsをもっている．例えば，心筋梗塞の発症の仕方にはさまざまな形があり，それぞれが一つのillness scriptとして保持されていくようになる．また別々の疾患でillness scriptsがオーバーラップすることもある．例えば，中年男性の胸が熱くなるような胸痛というillness scriptは心筋梗塞，胃食道逆流でみられる．

　よって，診断能力を向上させるためには正確なillness scriptを保持している必要があり，また，illness scriptには疾患の現症のいろいろなバリエーションが含まれている必要があ

る．つまりなるべく大きく多様なillness scriptの図書館を頭の中にもつ必要がある．そのためには色々な臨床状況下で症例を経験するのがよい．例えば，3次医療機関で診る心筋梗塞とクリニックで診る心筋梗塞とではillness scriptは全く異なって形成されるため，心筋梗塞を一つの状況でしか経験したことがなければ他の臨床状況では診断できない可能性がある．このことは，それぞれの事象はコンテクストに特異的なので類推的転移（analogical tansfer：先に経験したことの知識で，解決策が類推によって他の問題に転移されること）は実際の臨床では起こっていない，という研究結果でも支持される．

❹ 患者の問題表象が自分のもつillness scriptにマッチしないとき

　疾患が似たようなパターンを示すとき，患者が非典型的な症状を呈するとき，医師が過去に似たケースを診たことがないとき，情報収集に誤りがあったり不十分であったりするときなどには，適切なillness scriptを選択することができない．このときには仮説演繹法を用いた分析的な診断方法を用いて臨床推論を継続するか，あるいは他の医師にコンサルトをすることになる．

　また，うまくillness scriptにマッチしたと思ってもそれが独りよがりの判断のこともあり得る．よって，問題表象とillness scriptが上手くマッチできたと思ってもその後に分析的な方法でマッチの妥当性を検証する思考の流れを残しておくことも重要である．このようにして先に述べたdual processを上手く機能させることでよい臨床判断が可能となる．これはすなわち，自分の判断を振り返りながら臨床実践を進めていくという，reflective practiceの実践と言えるだろう（22ページ参照）．

3 診断の誤りはどうして起こるのか
～臨床推論のエラーは不適切な認知処理に起因している～

❶ なぜ正しい診断ができないのか？

　疾患に関する知識が全くなければ正しい診断ができないのは当然である．しかし，そのようなケースは日常臨床ではあまり多くはない．ある研究では診断できない理由として表2のようなものが挙げられており，知識不足以外の多くの要因があることがわかっている．つまり，正しい診断ができないケースの多くは，能力がないからとか，知識がないから，といったことが原因ではなく，複雑，あいまい，時間のプレッシャー，というような状況下での**人間の思考のもろさに拠っている**と言える．だから誰もが診断できない，誤診をする可能性があることを常に胆に銘じておく必要がある．しかし一方で，診断できない原因をしっかりと見極めることで診断の誤りを防ぐことが可能であるとも言える．

表2　正しい診断ができない理由

- 思い浮かばなかった
- 一つの所見，特に検査結果に注意を払いすぎた
- 患者の話を十分に聞かなかった
- 急ぎすぎた
- その疾患について十分には知らなかった
- コンサルタントの言うままになってしまった
- 状況を再評価しなかった
- 患者が一度に多くの問題を抱えていた
- 過去の同じような症例に影響された
- さらに検査をするように患者にはっきりと言わなかった
- そのようなびっくりするような診断はあり得ないと思ってしまった

❷ 診断エラーはシステムと認知の2つの要因から生じている

　診断エラーの頻度は新しい診断テクノロジーの導入によっても減少していないと言われる．また，診断の困難な疾患は心筋梗塞，肺塞栓，悪性腫瘍，感染症であり，これにも変化はないとされる．また，稀な疾患で診断エラーが多いのではなく，**コモンディジーズが非典型的なコースをとるとき**にエラーが起きやすいと言われる．

　このように同じようなエラーがくり返し生じているのがわかっており，その要因については診療システムの問題と認知心理的問題の2つによることがわかっている（表3）．診療システムの問題というのは，診療の体制，設備，環境など，個人の能力とは関係しないものである．チーム医療が機能していないためにエラーが起きることなどが1例である．一方，認知心理的問題というのは，個々の医師における医療情報の処理に関連するものである．情報をどう収集するか，どう処理するか，など，個人の能力にかかわるものである．ある研究によると，100例の診断エラーのうち，7例が過失のないエラー（no fault error）であり，93例で548のシステムと認知の要因が見つかり，1例につき5.9の要因が含まれていた．システム要因は診断エラーの65％にかかわっており，認知要因は74％にかかわっていた．46％が両方の要因を含んでおり，28％が認知要因のみ，19％がシステム要因のみであった．

　診断エラーを防ぎ的確な診断をするには，システム要因と認知要因の双方に対して対策を立てる必要がある．

表3　診断エラーの分類と頻度

過失のないエラー	
	・疾患の症状がマスクされていたり非典型的であるとき ・患者側の要因（非協力的，偽り）

システムによるエラー（228例）	
機器の問題（13例）	
組織の流れの問題（215例）	・同じ過ちの繰り返し（35）：放射線科医が不在でX線の読みが不正確 ・診療方針（33）：フォローアップシステムがない ・非効率的なプロセス（32）：再診予定が遅れ，病状が進行する ・チームワークとコミュニケーション（27）：検査結果が医師に伝わらない ・患者の無視（23）：生検結果が患者に伝わらず再診しない ・マネジメント（20）：X線検査が読まれていない ・ケアのコーディネート（18）：コンサルト依頼が現場に伝わらない ・管理（8）：下級医の管理監督の不備 ・専門医の不在（8）：必要なときに必要な専門医にコンサルトできない ・トレーニング（7）：診断プロセス・方針・手技の理解不足 ・個人的問題（4）：怠慢，粗野，コミュニケーション・チームワークに関し，くり返し問題がある ・外部からの干渉（0）

認知エラー（321例）	
知識の誤り（11例）	・知識ベースが不適切または不足している（4） ・技術が不適切あるいは不足している（7）
データ収集の誤り（45例）	・ワークアップ（診療の流れ）が効果的でない，不完全である，誤っている（24） ・病歴聴取，身体診察が効果的でない，不完全である，誤っている（10） ・検査・手技が誤っている（7） ・スクリーニングの誤り（3） ・データの質の低下につながる医師患者関係（1）
情報処理の誤り（159例）	・コンテクスト形成の誤り（26）：診断に関する患者の状況を把握していない ・有用な所見，目立った所見の過少あるいは過剰評価（25） ・所見の見落とし（26） ・ヒューリスティクスの誤り（23） ・検索の遅れ（15）：症状があるのに検査がしばらく行われていない ・結論の誤り（14）：データから間違った結論を導く；血痰から他を考えず肺炎と診断 ・症状の理解の誤り（11） ・問題による撹乱（10）：精神疾患患者の身体症状の理解を間違える ・検査結果の解釈の誤り（10） ・存在しない所見の報告（0）：疑っている疾患に存在するであろう所見を確認しないまま報告してしまう
情報の検証の誤り（106例）	・早期閉鎖（39） ・適切な検査の未オーダー（18） ・未コンサルト（15） ・状況を周期的に見直さない（10）：ヘマトクリットの低下を胃潰瘍と考え大腸癌検査を行わない ・診断を確証するための他の有用な情報を集めない（10） ・他の人の所見・意見を信頼しすぎる（8）：前医の診断をチェックしない ・患者に他の所見がないか聞かない（4） ・確証バイアス（1）：新しい情報を，すでにつけている診断を支持する所見として考えてしまう

文献11を参考に作成

4 認知エラーを減らすためにどうするか
～"愚か者は自分を賢者と思い，賢者は自分を愚か者だと知っている"
　　認知的バイアスに陥りやすい人は，自分の意思決定に自信をもっている～

❶ メタ認知機能向上のためのトレーニングをしよう

診断の思考過程の各段階では次のような作業が行われている．

①診断に関連する臨床情報を同定する
②その意味を解釈する
③患者の問題を明瞭に説明できる仮説を形成する
④さらにデータを明瞭に説明できる仮説を形成する
⑤作業仮説を作る

　この過程において **a）不適切な知識，b）不正確なデータ収集，c）データの誤った統合・解釈**，により診断のエラーが生じる．不適切な知識，不正確なデータ収集は臨床経験が増えるにつれ減少するが，データの誤った統合・解釈はそうではなく，臨床経験とは独立している．つまり，どのように考えるかという解釈の過ちから生じるエラーは，臨床経験を積んでもなくならない．医学知識が増えても，病歴聴取や身体診察が上手くできるようになっても，なお診断エラーを犯してしまうことは，自分の臨床を振り返ってみればよく経験されることである．

　このような認知要因によるエラーをなくすには，メタ認知（metacognition）能力を高めることが一つの方法である．メタ認知とは，**考えることについて考える**ことであり，**自分の考えから離れて立つことができる能力**である．エキスパートはメタ認知を働かせ認知エラーを避けることを行っている．臨床推論の過程で思考を振り返る（**reflection in action**），実際に行った臨床判断を後で振り返る（**reflection on action**）はともに重要なメタ認知能力である．特に，reflection in action がうまく行えれば誤った臨床判断を未然に防ぐことが可能となる可能性がある．具体的には，後述するわれわれが陥りやすい認知心理を理解し，常に自分の思考過程をモニターしながら推論を進めていくことである．

　reflection on action については，症例を振り返りその経過で何が起こったのかじっくりと吟味することが重要である．**cognitive autopsy**（認知的剖検）という概念も提唱されている．cognitive autopsy の一例としては，エラー症例や有害なアウトカムに至った症例に向き合うことから学ぶことを目的とする **Morbidity & Mortality カンファレンス（M&M カンファレンス）** が挙げられる．このカンファレンスの目的はエラーの原因を批判することではなく，エラー事例の経験を共有し事例を吟味することから導かれる患者ケアに関する教訓を同定し共有することである．

❷ 後知恵バイアスに気を付けよう

cognitive autopsyを実施する際に重要なことは，日常臨床は多忙でかつ混乱しており，合理性が通用しない状況も多いことを認め，このような臨床的な荒野のなかでの認知心理を理解し，そのような状況のなかで生じる判断を誤らせる思考や浸透している心理的影響を検証することである．後から振り返ってみると，それが起こるはずであった可能性を過大評価し，他の結果が起こるはずはなかったと考えてしまいがちで，はじめに下した決断をゆがめてしまうことが往々にしてみられる．例えば，心窩部痛を訴える中年女性に胃潰瘍を疑い胃内視鏡検査を行った後に，狭心症・心筋梗塞と判明することがある．後に詳しく病歴を聞いてみると，心窩部痛は運動時に起こり安静にて徐々に軽快していること，患者はヘビースモーカーであり，脂質異常症も指摘されていたことが判明し，カンファレンスでは内視鏡を実施した医師がやり玉に挙がる．"病歴から考えると胃潰瘍はあり得ない．心筋下壁の虚血が強く疑われるのは自明であり，内視鏡を実施するなんてあり得ない．"これを**後知恵バイアス（hindsight bias）**と言い，後知恵バイアスに陥ってしまうとリアルな臨床状況で起きた実際の症例を吟味することができなくなり，事例から学ぶことができなくなってしまう．また，自分の臨床決断能力の過剰評価や過小評価につながってしまう．よって，後から振り返ってつじつま合わせをすることは簡単だと肝に銘じておくようにすることが重要である．

5 陥りやすい認知心理を理解して診断エラーを防ごう
〜Cognitive pills for cognitive ills：認知的疾患に認知的処方をしよう〜

不適切な臨床判断は，口臭と一緒で，自分にはわかりにくいと言われる．また，エキスパートは最初の自分の考えに固執する傾向が強く，考えを変えることが少ないとも言われる．考えを変更することは元の考えが間違っていることを意味するので考えを変えることを不愉快に感じたり，元の考えを気に入っているので矯正しにくいという心理が働いているためである．これらは誰にも生じ得る心理である．

このような認知心理を学ぶことは重要である．なぜなら，認知心理を学ぶと臨床医が予期し避けることのできる落とし穴のリストをストックでき，くり返す過ちを理解するための用語と理論が理解でき，それを議論することができるようになるからである．その結果として，臨床判断においてより慎重になり，正しい臨床判断につながるようになると考えられる．

臨床判断において重要となる認知心理であるヒューリスティクス，バイアスには40以上もの種類が知られており，すべてがわれわれの日常臨床で遭遇し得るものである（表4，27ページより掲載）．このうち最も代表的なヒューリスティクスは，**availability heuristics, anchoring heuristics, confirmation bias, representative heuristics**であ

る．これらが誤って用いられることは非常に多く，例えば以下のような思考過程が起きることはたびたび経験される．

> ある症例を経験した際にファーストインプレッションで問題表象を作る過程が開始される．
> ↓
> 印象深い，心に浮かびやすいある疾患を容易に思い出す（availability heuristics）
> 状態がある疾患に似ているのでその疾患を想定する（representative heuristics）
> ↓
> 思考過程の早期に現症の特殊な点に固執してしまい初期情報だけに重きを置いて考える（anchoring heuristics）
> ↓
> 他の可能性を考えることを止めてしまう（premature closure）
> ↓
> 自分の仮説を支持するような所見ばかりを探すようになる（ascertainment bias）
> 自分の仮説を棄却する反証的な根拠よりも，仮説を支持する確証的な所見を探そうとする（confirmation bias）
> ⇓
> 初期仮説が誤っていれば診断エラーとなる

臨床推論の過程のなかでreflection in actionによるメタ認知を働かせてこれらヒューリスティクスの誤った使用，バイアスを常に認識して認知心理をモニターできるようになると正しい推論につながる可能性が高まる[※1]．

6 診断エラーを防ぐ12の秘訣[※2]

これまで解説してきたように，通常の臨床ではnon-analyticな直観的診断のアプローチをとることが多いが，それと同時にanalyticなアプローチも働かせ直観的診断法を補完する推論過程を辿るのがよい方法である．analyticなアプローチの補完の具体的方法としては以下のようなことを心がけるとよい．

※1　ヒューリスティクスは適切に用いれば少ない労力で正しい診断につながる有用な方法であるが，認知エラーを起こしやすいためよくない方法である，との誤解が一部にある．そのためヒューリスティクスという言葉自体にネガティブな印象がもたれている．ネガティブな印象を避けるため，ヒューリスティクスを含めた認知的心理をcognitive disposition to respond（CDR：認知反応傾向，筆者訳）と呼ぶことも提唱されている．
※2　文献23を参考に考案

① **ヒューリスティクス**をはっきりと認識し，それがどのように臨床思考過程に影響するか知ろう
- Availability heuristics
- Anchoring heuristics, Confirmation bias
- Representative heuristics

② **"診断的タイムアウト"を取ろう**
- 現時点の診断とそれを支持する根拠について，一度時間を取ってじっくり振り返る．
- 現時点の診断と切り離してデータを見直し，鑑別診断を再構築する．
- これは既に確定診断のついている患者にも有効．なぜなら，1つだけの診断しかつけられておらず他の診断が埋もれている患者が多いため．

③ **"ワーストケースシナリオ診療"を実践しよう**
- 時に重症でない方に評価していることがある．これは重症を扱った経験不足・自信の不足，患者に対する思い入れによる．
- ただし，重症と考えると不適切な検査の増加につながる可能性はある．診断を考えることは検査をすることではないことも心得ておく（が，なかなか難しい）．

④ よくある問題に**システマティックなアプローチ**をしよう
- 初期仮説の後の鑑別診断の数は多くはない．よって診断が挙がっていないこともある．
  例：胸痛に対する解剖学的アプローチ（outside-inアプローチ：皮膚→胸壁→肺→心臓・大血管→消化器→心理社会的要因）
  病因によるアプローチ：VINDICATE-P（Vascular, Infection, Neoplasm, Degeneration, Intoxication, Congenital, Allergy/Autoimmune, Trauma, Endcrine/Metabolic, Psychiatric/Psychogenic）

⑤ **なぜ，**と訊こう
- "なぜこうなったのか"と考える．はっきりとした説明がつくまで，なぜをくり返す．
  →医療の多くは慢性疾患の増悪にかかわるものである．今の状態がなぜ起きたのか，そこにアプローチしなければならない．

⑥ **病歴と身体診察**の価値を再認識しよう
- 検査所見と画像所見に重きを置き過ぎる傾向がある．
- 病歴と身体所見はほとんどの患者評価に最重要なものである．
- 病歴と身体所見に価値を置くことで，一つの検査に依存しなくなる．
  →premature closure, unpacking error（一つの所見・検査で診断を考えるために他の診断の可能性を考慮しなくなる）を避けることになる．
- "患者から病歴を聞いた後でどこが具合が悪いのかわからないときには，もう一度病歴を取りなおすこと．それでもよくわからないときには，3度目の病歴を取ること．それでもなおわからないときには，おそらくこれから先もわかることはないであろう"（ミーダー/編「ドクターズルール425─医師の心得集」南江堂，1994より引用）

概要	不利益	対策
searching satisficing（満足を求める），bounded rationality, keyhole viewing		
・ひとたび何か見つかったら追求を止めてしまう	・1つの疾患ではなく複数疾患を抱えていることを忘れてしまう	・2つ目，3つ目の骨折がある．→1つ見つかったら，"他に見つかるものはないか？"と考え，2つ目を探す ・何も見つからなかったら，"正しいところを探しているか？"と考え，違うところを探してみる
Sutton's slip（サットンの過ち），Occam's razor（オッカムのかみそり），KISS（keep it simple, stupid）error		
・"なぜ銀行強盗をしたのか？"と強盗サットンが聞かれ，"そこに金があるから"と答えた→顕著なところへ向かう ・神学者のオッカムは最も簡潔な理論を常に採用しようとした ・Sutton's law, Occam's razor, KISSを適用すると高価で時間のかかる診断テストをしなくて済む	・診断の際に明らかなことを考えるのは当然のことであるが，他の可能性を探すことを怠ったり，search satisficingに陥ったりすることもある→2つ目の骨折を見逃す	・陽性所見が得られても常にオプションを考えておき，他の可能性を考慮しておく
triage-cueing（トリアージのきっかけ），geography is destiny		
・さまざまの誤ったヒューリスティクスやバイアスでトリアージされ，誤った方向で診察が始まる ・どこで診てもらうかですべてが決まってしまう	・胃部不快で消化器科にまわり内視鏡を受ける心筋梗塞患者，胸痛で運動負荷試験を受ける肺塞栓患者がいる	・トリアージのプロセスは非常に不安定ではっきりしないものであることを認識しておく ・何科で診ているかということで自分の思考が影響されていないか注意する
vertical line failure（垂直思考の過ち），thinking in silos, thinking in grooves, thinking in the box		
・問題に対して一定のアプローチだけで解決をはかろうとする ・われわれの認知活動は，はっきりした診断やマネジメントにつながるような垂直でストレートなものであることが多い ・この方法は経済性・効率性・利便性において有用である	・lateral thinking（水平思考：既存の枠にとらわれずさまざまな角度から問題を包括的に扱う，特に非演繹的な思考法）が必要な状況での柔軟性の欠如につながることがある ・疲れているときは柔軟性のない思考スタイルになりがちである	・創造的・想像的問題解決が必要なときには水平思考をする ・データや所見が十分に合致しないときには水平思考をする ・皆が一定方向に向かって考えているとき，診断がある方向へ大きく動いているときに，他の可能性はないかと問いかけてみる
visceral bias（本能的バイアス），countertransference（逆転移），emotional involvement（感情的問題）		
・理想的にはすべての臨床決断は客観的で患者によって異なることはないはずだが，現実はそうではない ・患者に対して陽性・陰性感情をもち，それが決断に影響を与える→affective error（感情エラー）	・感情が乱されたときにはいい決断ができない ・転移（患者が医師にもつ感情），逆転移（医師が患者にもつ感情）が起こる ・逆転移があるときには，アウトカムバイアスやバリューバイアスにより検索不足になり得る．見逃しを恐れ過剰検索にもなり得る ・陰性逆転移：境界型人格障害の患者に対するときなどに起きやすい．患者の行動が疾患から生じていると考えることができず，患者ケアは標準以下にとどまってしまう	・自分の感情状態をモニターしておく ・感情状態に変化があるときには患者ケアを同僚に代わってもらう

概要	不利益	対策
yin-yang out（ありとあらゆる検索），serum rhubarb（血清ダイオウ濃度）（英国），standing stool velocities（立てかけた便の速度）（カナダ）		
・ありとあらゆるワークアップをしたのでそれ以上の検索は意味がなく，診察の必要性がないと考える ・この考えが正当化されない理由 　①他の患者と同じように，診察室に訪れた患者はすべてに注意・尊敬・考慮が払われなければならない 　②今後状況が進み診断が可能となるかもしれない 　③並存疾患があるかもしれない 　④他の医師が解決できなかった問題をバイアスのない思考で考えることができるという有利な立場である 　⑤もし来診が不適切であると考えるなら，それは精神科コンサルトを意味するのかもしれない 　⑥今後のマネジメントプランを立案し患者を方向づけることができるかもしれない		・あらゆるワークアップを受けてきた患者を診るときは，エラーが生じるかもしれないので一層の注意を払う ・患者マネジメントをするにおいては，この状況は絶望を感じるよりもむしろよい機会であると考える
zebra retreat（稀な疾患からの撤退），lack of courage of conviction		
・鑑別診断において稀な疾患（zebra）を挙げるも，それを充分考慮せず診断ができない ・稀な疾患を考慮するにあたっての障害 　①診断をするに際して抵抗があるとき，サポートが得られないときや，特殊なコストのかかる検査をするのが困難なときには，対応が緩慢になる 　②稀な疾患，奇妙な疾患を考えていると噂されることを自戒する 　③非現実的で資源の無駄使いをしていると言われるのを恐れる 　④有病率を過少評価しているかもしれない 　⑤忙しい医師にとっては，診断にかける時間と努力を考えると診断の確信が揺らぐ 　⑥そもそも自信がない 　⑦チームの時間を無駄にすることに対してチームメンバーがプレッシャーをかける 　⑧時間帯が悪く専門家にコンサルトできない 　⑨疾患をよく知らない 　⑩疲労やその他の因子により診断から撤退してしまう	・稀な疾患を診断することがなければ稀な疾患はやっぱり稀であるということを確信させることになってしまう	・診断をつけることが重要だと妥当な確信をはじめにもったなら，どんな障害があっても診断をつけるようにする ・医学的検索を怠ろうとするシステム・その他の影響を認識し，それらにチャレンジする

参考文献

1）Kovacs, G., et al.：Clinical decision making：an emergency medicine perspective. Acad Emerg Med, 6：947-952, 1999

2）Redelmeier, DA., et al.：Problems for clinical judgment：introducing cognitive psychology as more basic science. CMAJ, 164（3）：358-360, 2001

3）Hall, KH.：Reviewing intuitive decision-making and uncertainty：the implications for medical education. Med Educ, 36：216-224, 2002

4）Kuhn, GJ.：Diagnostic errors. Acad Emerg Med, 9：740-750, 2002

5）Croskerry, P.：Achieving Quality in Clinical Decision Making：Cognitive Strategies and Detection of Bias. Acad Emerg Med, 9：1184-1204, 2002

6）Croskerry, P.：Cognitive forcing strategies in clinical decision making. Ann Emerg Med, 41（1）：110-120, 2003

7）Nendaz, MR., et al.：Promoting diagnostic problem representation. Med Educ, 36：760-766, 2002

8）Coderre, S.：Diagnostic reasoning strategies and diagnostic success. Med Educ, 37：695-703, 2003

9）Groves, M.：Clinical reasoning：the relative contribution of identification, interpretation and hypothesis errors to misdiagnosis. Med Teacher, 25：621-625, 2003

10）Eva, KW.：What every teacher needs to know about clinical reasoning. Med Educ, 39：98-106, 2005

11）Graber, ML., et al.：Diagnostic Error in Internal Medicine. Arch InterMed, 165：1493-1499, 2005

12）Klein, JG.：Five pitfalls in decisions about diagnosis and prescribing. BMJ, 330：781, 2005

13）Derauf, DD.：Cognitive psychology of missed diagnoses. Ann Intern Med, 142：115-120, 2005

14）Norman, G.：Research in clinical reasoning：past history and current trends. Med Edu, 39：418-427, 2005

15）Sandhu, H.：Clinical decision making：Opening the black box of cognitive reasoning. Ann Emerg Med, 48：713-719, 2006

16）Bowen, JL.：Educating strategies to promote clinical diagnostic reasoning. N Engl J Med, 355：2217-2225, 2006

17）Norman, G.：Building on experience-the development of clinical reasoning. N Engl J Med, 355：2251-2252, 2006

18）Mamede, S., et al.：Breaking down automaticity：case ambiguity and the shift to reflective approaches in clinical reasoning. Med Educ, 41：1185-1192, 2007

19）Ark, TK., et al.：The benefits of flexibility：the pedagogical value of instructions to adopt multifaceted diagnostic reasoning strategies. Med Educ, 41：281-287, 2007

20）Norman, G., et al.：Non-analytical models of clinical reasoning：the role of experience. Med Educ, 41：1140-1145, 2007

21）Charlin, B.：Scripts and clinical reasoning. Med Educ, 41：1178-1184, 2007
22）Croskerry, P.：A universal model of diagnostic reasoning. Acad Med, 84：1022-1028, 2009
23）Trowbridge, RL.：Twelve tips for teaching avoidance of diagnostic errors. Med Teach, 30：496-500, 2008
24）Scott, IA.：Errors in clinical reasoning：causes and remedial strategies. BMJ, 339：22-25, 2009
25）Wegwarth, O., et al.：Smart strategies for doctors and doctors-in-training：heuristics in medicine. Med Educ, 43：721-728, 2009
26）Brill, JR.："Hand"ling Uncertainty. Fam Med, 42：471-472, 2010

総論 2

総合内科医の新しい臨床推論トレーニング
～Diagnostic PresentationとTime Course Illness Script Analysis～

濱口杉大

Diagnostic PresentationとTime Course Illness Script Analysisは数年前から江別市立病院総合内科の研修教育で使用している概念である．

1 臨床能力を磨くプレゼンテーション法
～Diagnostic Presentation～

プレゼンテーションにはさまざまな方法があるが，どれにも共通しているのは"聞く相手がいる"ということである．つまり聞く相手が何を求めているかによってプレゼンテーションの方法は変わるのである．

Diagnostic Presentationとは，聞く相手が"診断は何か"を求めているときに行われるものである．自分が聴取した病歴情報をもとに，診断にせまる可能性のある情報を盛り込んで，診断に関係のないものは極力排除しながら，診断そのものや鑑別診断に関して自分が解釈，整理したことが他人に伝わるようにプレゼンテーションする．これは数あるプレゼンテーション方法のうちの1つであり，これがすべてということではなく，研修教育に非常に有効な手法の1つと考えている．

例えば次のうち，診断に関係のあるもの，関係のないものはどれだろう．

① 患者の氏名
② 患者の年齢
③ 患者の性別
④ 発症の年月日の日にちそのもの
⑤ 紹介先のクリニックの名前
⑥ どのようにして病院に来たか

①は診断には関係がない．したがって患者の名前はプレゼンテーションでは言わない．②③は関係するだろう．④の発症の年月日そのものの数字はおそらく関係ないだろう．季節的なものが関係することはあるだろうが，数値そのものにはあまり意味はないと考えられる．したがって発症の年月日はプレゼンテーションでは言わない．⑤も関係ないと考えられるので言わない．⑥は歩いてきたのか救急車搬送となったのか，あるいは紹介されて

きたのか，などでやや診断の推論が変化すると考えられるためプレゼンテーションに盛り込む．

さて，ここで日本でのケースプレゼンテーションでよく使われる，「主訴」であるが，これは診断に関係があるだろうか．もちろんあると思われる．しかし例えば主訴「発熱」と言った場合，この時点で考えられる鑑別疾患は，急性上気道炎から始まってさまざまな感染症，はたまた悪性腫瘍，膠原病などなど，かなり多岐にわたる．しかしこれを「1カ月続く発熱」としただけで，今まであった広い鑑別疾患が一気に狭くなるのを感じる．まず急性上気道炎は100％否定できてしまう．このように症候の単語を1つか2つ並べるだけのいわゆる日本式の「主訴」というものは診断に結びつきにくいため，Diagnostic Presentationにはふさわしくない．そこで「Opening Statement」の登場である．

Opening Statementとは次のような1文であらわされるワンセンテンス・サマリーである．

> The patient is a __①__ year-old __②__ with ___③___, who __④__ to our hospital because of __⑤__ for __⑥__.
> ①age
> ②sex
> ③relevant past medical history
> ④how the patient came to the hospital
> ⑤main symptoms
> ⑥duration of the symptoms

これを日本語にすると，

> _____③_____のある_①_歳_②_性が___⑥___間続く___⑤___で___④___した．
> ③関連する既往歴
> ①年齢
> ②性別
> ⑥症状の期間
> ⑤主症状
> ④どのように病院に来たか（来院，救急車，紹介）

Diagnostic Presentationは診断を念頭においたプレゼンテーションであるため，主訴よりもこの「Opening Statement」をはじめにプレゼンテーションする．

それでは以下のOpening Statementでどのような疾患が頭に浮かぶであろうか．
「長期高血圧のある60歳のヘビースモーカーの男性が，1時間続く冷汗を伴う胸痛で救急車搬送となった．」

これを聞いたらほとんどの人が「急性心筋梗塞」を思い浮かべるであろう．わざと「ヘビースモーカー」という言葉を入れたということはこの単語の意義が高いとプレゼンターが思っているからである．もちろん冠動脈疾患のリスクファクターの1つである．しかし総合内科では決して決め打ちをしない．必ず鑑別疾患を考える．鑑別疾患は以下のようなものが挙がるだろう．

- 大動脈解離
- 急性肺塞栓症
- 緊張性気胸

心筋梗塞を含めたこれらの疾患を 4 killer chest pains という．
このように Opening Statement を聞いた時点からすでに鑑別疾患の推測が始まり，現病歴を聞くことでその推論が洗練されていく．

現病歴では以下の4つのポイントに焦点を当ててプレゼンテーションする．

① State before the onset
② Time span description
③ Chronological order
④ Pertinent negatives

① State before the onset とは，発症前の状態をプレゼンテーションすることである．つまり「いつまで元気であったか」を述べる．一般的に患者はいつから具合が悪くなったかは教えてくれるが，いつまで元気だったかはこちらから質問しないと教えてくれない．例えば，「2日前から発熱が出現」という状況があっても，よく聞くと「2週間前から倦怠感があった」，ということであれば，発症は2日前ではなく，2週間前と考えなければならない．したがって，いつから具合悪いのかを聞くよりも，いつまでは確実に元気であったか，具合の悪くなる前は何をしていたかなどを探る方が発症の状況が明確になると考えられる．

② Time span description とは，来院までの状況を年月日ではなく期間を使ってプレゼンテーションすることである．ときどき，年月日そのものを使用してプレゼンテーションが行われることがある．例えば「平成22年9月1日から発熱が出現し，9月3日に咳嗽喀痰を伴うようになり，9月4日から……」．前述のごとく，年月日の数値そのものは診断的意義が低く，さらにこのようなプレゼンテーションは，最後に来院した年月日を聞くまで全体の期間がわからず，年月日を聞いた者が発症から来院までの期間を逆算しなければならない．また，最後の来院日を聞いたころには最初の発症日を忘れてしまうことも少なくない．したがって「来院5日前から発熱が出現し，3日前には咳嗽喀痰が伴い…」という期間（time span）を使用した方が，臨床経過を理解しやすく，診断にせまる可能性が高

いと考えられる．

　③Chronological orderは過去の古い情報から現在にせまる方向で時間経過に従って情報を並べてプレゼンテーションすることである．これは至極当たり前のことであるが，ときどきこれを怠ったプレゼンテーションを耳にすることがある．

　④Pertinent negativesは関連する陰性情報（その所見がないことが，診断を絞る情報となり得る）を添えることである．Pertinent positives（陽性所見）は病歴のなかで述べられるためDiagnostic Presentationではわざわざ述べなくてもよい．陰性所見は自分が頭に思い浮かべた鑑別疾患を想定して行う．したがってこれを聞いた聴衆は，プレゼンターがどんな鑑別疾患を考えているか推測がつくのである．例えば「1カ月続く発熱」の患者のプレゼンテーションにおいて，陰性所見として「最近の抜歯の既往はありません」というPertinent negativeを述べると，このプレゼンターは鑑別疾患として感染性心内膜炎を考えていることが容易に想定される．そして「○○がなかった」とあえて述べることで，プレゼンターの思考過程を披露し，鑑別疾患を狭めていくのである．

　このように，プレゼンテーションを聞くとそのプレゼンターがどこまで考えを及ぼしているか，つまり臨床能力が容易にわかるのである．そしてプレゼンテーションを作成するには情報を整理し，鑑別疾患を考え，それについて勉強しなければならないため，プレゼンテーションすることそのものが臨床能力を向上させることにつながると考えられる．

2 発症の形式と時間経過から診断にせまる
〜Time Course Illness Script Analysis〜

　Time course illness script analysisとは，特に病気の発症の詳細に注目し，病気がどのような時間経過を経てきたか（illness script）を分析することで鑑別診断をしていくものと定義する．横の軸，つまり欧米でよく行われている，ある時点のキーワードを並べて鑑別疾患を挙げていくような推論だけでなく，それに加えて縦の軸，つまり時間経過を詳細に分析して推論することで，より診断にせまることができると考えられる．

　例えば，「急に……となりました」という，一般的に急性発症と考えられる時間経過は以下のように分けられる．

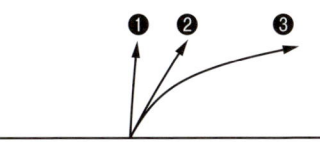

❶発症して数分で症状が進行していく→Sudden onset
❷発症して数時間で症状が進行していく→Hyper-acute onset
❸発症して1〜数日で症状が進行していく→Acute onset

このときの発症とは，ある特定に症状のみに限定しない．その患者に生じたすべての事象を合わせて考え，少しでも元気でなくなったときがその疾患の発症と判断する．

❶ Sudden onset：発症して数秒〜分で症状が進行していくもの

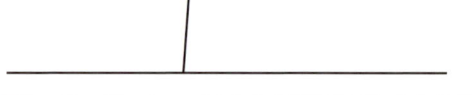

■Sudden Rupture（もともと膨らんでいたものが急に破裂する）
　気胸，くも膜下出血など
■Major Circulatory Arrest（大循環が急にストップする）
　Vf，Pulseless VT，massive PEなど

　このような切れ味のよい経過では患者自身あるいは目撃者が発症時の状況を克明に記憶していることが多い．「そのとき何をしていたか覚えていますか」と質問するとよい．

❷ Hyper-acute onset：発症して数時間で症状が進行していくもの

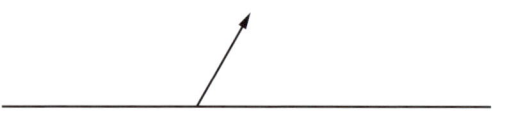

■Luminal obstruction（血管ではMinor circulationの閉塞による途絶）

　ある管が「詰まる」とその先が壊死に陥ったり，その上流が拡張したりするために症状が出てくる．詰まったときが発症だが，症状はその後の変化（壊死，拡張など）によって起こることが多いため，Sudden onsetより若干ゆっくりとなり，1時間〜数時間かけて進行するHyper-acuteとなる．
　例としては，
　心筋梗塞→詰まった先が壊死
　尿管結石→詰まった上流が拡張，攣縮
　総胆管結石→詰まった上流が拡張
　腸閉塞→詰まった上流が拡張
　などがある．

❸ Acute onset：発症して1～数日で症状が進行していくもの

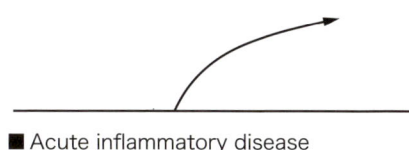
■Acute inflammatory disease

　発熱があればほとんどが急性感染症（急性ウイルス感染症，細菌感染症）である．このパターンをとらない感染症は後述のsubacute-chronicのパターンをとる感染症であり，結核，感染性心内膜炎などが挙げられる．非感染症ならば急性膵炎，虚血性腸炎などがある．
　ここで大切なのが，

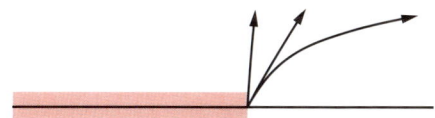

　赤線の部分，つまり「いつまで全く元気だったか」ということである．「いつから具合が悪くなったか」を問うよりも「いつまでは全く元気だったか」を問う方が，病気の本当の発症を突き止めるのに優れている．
　例えば，「2日前から熱が出ました」との訴えがあったとする．しかしよく質問すると「1カ月前から倦怠感があった」という場合は病気の発症は2日前ではなく，1カ月前である．

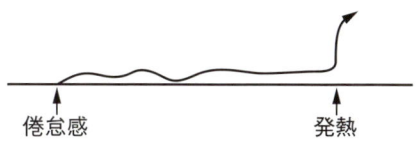
倦怠感　　　　発熱

　発熱だけに注目してしまうと，これは一見Acute onsetとみえるが，実際はSubacuteないしChronicな病態があって，それに伴ってAcuteな病態が発症してきたと考える．（例えば肺癌患者の肺炎など）

❹ Subacute, Chronic：発症が数週間以上前

　それではもっと経過の長い，SubacuteないしChronicな発症はどうだろう．

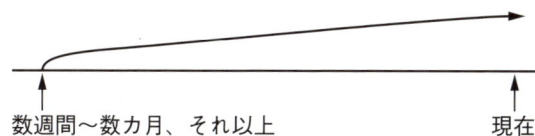
数週間〜数カ月、それ以上　　　　現在

この場合，悪性腫瘍や膠原病ないしその関連疾患，内分泌疾患などの可能性が高くなる．感染症の可能性は低くなるが，もし感染症であれば，抗酸菌，真菌，寄生虫 (helminth)，感染性心内膜炎，深部膿瘍，HIV，HTLV-1，HVB，HVC など，ゆっくり経過し得るものが鑑別に挙がる．

ここでも大事なのが

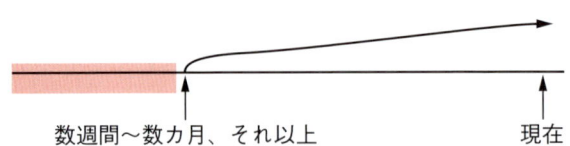

赤線の部分，つまり患者がいつまで元気だったかである．

しかし発症がかなり過去のことなので，急性のときと違って，患者さんははっきり覚えていないことが多い．どのように病歴を聴取したらいいだろう．

このようなときはイベントを聞こう．人間には必ずイベントがある．それはその人固有のイベント（誕生日，記念日など）でもいいし，一般的な行事や特別な日（正月，クリスマス，お盆など）でもいい．そのとき健康状態がどうだったかを聞くのである．そのとき具合が悪かったかどうかをたずねるより，「その日に何をしていたか」，例えば，パーティーでご飯はおいしく食べていたか，孫をどこかに連れていくことができたかどうかなど，具体的にそのイベントに関係した出来事を聞く方がよい．

例えば，

「去年のクリスマスどうでしたか？ご家族でケーキなど食べましたか？」

「うーん，そうだ，そうだ，あのときは孫が来て普段はあまり食べないケーキも食べたっけな」

「それではお正月はどうでしたか？初詣に行きましたか？」

「うーん，ああ，そうだ．孫と初詣に行く予定だったけど，ちょっと具合が悪かったので行けなかったんだった」

この場合，病気の発症はクリスマスと正月の間である．

病歴をとりにくい患者では有効な情報収集ができないが，病歴がしっかりとれているにもかかわらず，非典型的なパターンをとりやすい患者群があり，その場合注意が必要である．

■認知症患者，高齢者
■糖尿病患者
■慢性アルコール中毒患者
■精神科患者

このような患者の場合は病歴をそのまますんなり信用せず，鑑別疾患を広めに考えておく必要がある．

このように，発症の形式と時間経過による症状の変化を細かく病歴聴取し解析することで，ある程度鑑別疾患が絞れてくる．これを普段の臨床推論に付け加えることでさらに洗練された推論が可能と考える．

参考文献

1) Kassirer, JP., et al.：Learning Clinical Reasoning, 2nd edition, Lippincott Williams&Wilkins, 2009
2) 岸本暢将「米国式症例プレゼンテーションが劇的に上手くなる方法」羊土社，2004
3) Orient, JM.：Sapira's Art&Science of Bedside Diagnosis, 4th edition, Lippincott Williams&Wilkins, 2009
4) Lee, A., et al.：Using Illness Scripts to Teach Clinical Reasoning Skills to Medical Students, Fam Med, 42（4）：255-261, 2010

case 1 胃腸がおかしくて，食欲がありません…

濱口杉大

症例

91歳女性．入院10日前から腹部全体の間欠的疼痛が出現し軟便傾向になった．1週間前から食欲がなくなり，食事をすると下痢をするようになった．2日前からは腹痛に加えて1日3～4回の水様性下痢となり，全身倦怠感を伴ってきたため当院総合内科外来を受診した．嘔気嘔吐はなく，熱は測っていないが発熱の自覚はない．生ものを含めて食事内容で思い当たるものはない．周りに同様の症状の者もいない．海外旅行歴もない．

既往歴としては，2年前に虫垂炎の手術と白内障の手術がある．約1カ月前に急性気管支肺炎で5日間の入院歴もある．喫煙歴，飲酒歴はともになく，現在の内服薬はない．

病歴からまずどう考える？　～総合内科医の頭の中

急性の経過であり，症状は腹部全体の間欠的な疼痛と下痢で，食事と関係がある．最もありふれた疾患を考えるのがまずは大切だ．急性胃腸炎が一番疑わしいな．高齢者では発熱はないことがあってもよいだろう．思い当たる食べ物がないということは，ノロウイルスなどのウイルス性腸炎が考えられるだろう．それと，1カ月前に気管支肺炎で入院しているので，おそらく抗菌薬の点滴治療を受けていただろう．抗菌薬使用後の下痢とするなら*Clostridium difficile*（**CD**）**関連性下痢**もはずせないな（既往歴をしっかりとっておいてよかった…）．そのほかの鑑別疾患としては何が考えられるだろう？　悪性腫瘍や炎症性腸疾患などはこの急性の経過からは典型的ではないし，高齢者に多い**虚血性腸炎**ならば疼痛が腹部全体ということはなさそうだな．

診察　身体診察：病歴をふまえて診察開始！

意識清明．見た目はそれほどsickでない．血圧110/64 mmHg，脈拍100/分・整，体温37.6℃，呼吸数18/分．結膜に貧血，黄疸なし．胸部：呼吸音に異常なし．心臓：軽度の収縮期駆出性雑音を聴取．腹部：右下腹部に手術痕あり．腹壁は軟だが軽度膨満，左

上腹部を中心に左右と下腹部に圧痛あり．筋性防御や反跳痛はなし．波動を感じ，**shifting dullness**あり．肝脾腫なし．肋骨脊柱角の叩打痛なし．直腸診では腫瘤は認めず，軽度の脱肛を認める．直腸診後の指先に血液の付着なし．下肢にチアノーゼ，浮腫なし．神経学的な異常なし．

身体診察から考えられることは？

　微熱があるようだ．この年齢ならば大動脈弁の石灰化もよくみられるから，心雑音はあってもいいだろう．あるいは，もしかすると脱水や発熱により心拍出量が増加しているせいで心雑音を生じているのかもしれない．腹部の所見はほぼ全体だ．**shifting dullness**[※1]で濁音界が変位したと思うのだが，ちょっと自信がない．腹水は本当にあるのだろうか．もしあるとすれば肝硬変などで出てくる漏出性のものか．それとも腹膜炎が起こって浸出性腹水が生じたのだろうか．腹膜刺激症状はないが，高齢者の腹膜炎では出ないこともあると聞く．急性の病歴であること，身体診察で浮腫がないことから考えると，心臓や肝臓，腎臓の障害による腹水は考えにくいなぁ．腸炎による吸収障害で低タンパクになっての**漏出性腹水**と考えるには，経過が短すぎる．やはり下肢の浮腫がないので低タンパク血症は否定的だ．急性腸炎，偽膜性腸炎を第一に考えることに変更はないな．

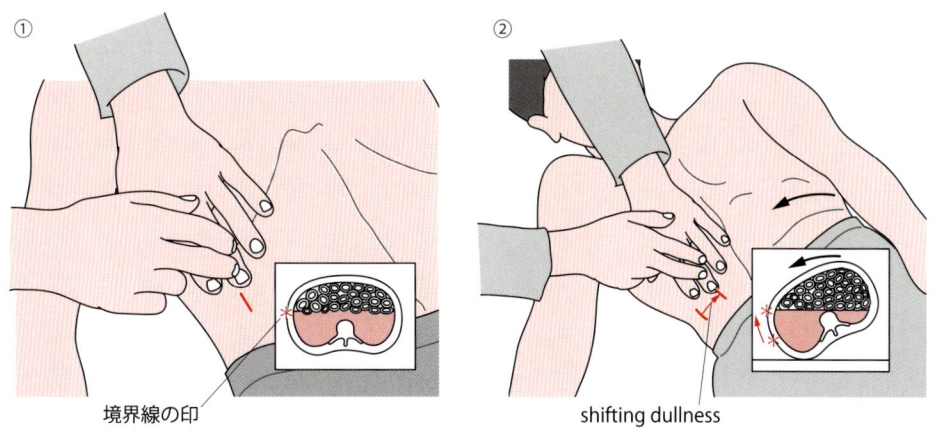

※1　**shifting dullnessとは**：まず患者を背臥位にし，腹部を正中から側腹部に向かって打診していく（図1①）．腹水あるいは後腹膜臓器のある部分にさしかかると濁音となるため，その境界線にペンで印をつけておく．次に腹部正中が検者の方向に向かうよう患者を側臥位にさせ同様に打診をしていく（図1②）．腹水が存在すると濁音界が前回に印をつけた部分よりも正中側にシフトし，腹水が存在しなければ濁音界は前回と同じ部分になる（感度88％，特異度56％）[1]．

①　境界線の印
②　shifting dullness

図1　shifting dullness

検査　入院時ルーチン検査：一般的検査で情報を補う

WBC11,400/μL（Neutro seg 85％，Lym 8％），Hb 13.5 g/dL，Ht 40.4％，AST 28 IU/L，ALT 14 IU/L，LDH 267 IU/L，ALP 141 IU/L，γ-GTP 10 IU/L，T-bil 0.44 mg/dL，TP 4.1 g/dL，Alb 2.0 g/dL，Amy 45 IU/L，BUN 8.1 mg/dL，Cre 0.5 mg/dL，Na 142 mEq/L，K 3.7 mEq/L，Cl 108 mEq/L，Ca 4.2 mEq/L，CRP 0.2 mg/dL，ESR 5 mm/1h

尿検査：混濁あり，タンパク2＋，潜血2＋，ケトン体1＋，RBC 10〜19/HPF，WBC 多数，細菌3＋

胸部単純X線：異常なし，腹部単純X線：モリソン窩の陰影が不鮮明だが，その他異常なし

検査結果から考えられることは？

白血球の上昇があるが，10日も経過しているのにCRP，赤沈（ESR）ともに正常で炎症反応がないとはどういうことだろう．確かに，炎症が起こっているのにCRPの上昇がみられないことがときどき報告されている．赤沈（ESR）はDIC（disseminated intravascular coagulation：播種性血管内凝固）などでフィブリノーゲンが少なくなったときに遅延するが，本例では血小板も正常だしDICは考えられない．この尿所見では膿尿はあるが，尿路感染で腹痛や下痢，腹水は説明できないなぁ．高齢の女性なので無症候性の細菌尿としてもよいかもしれない．胸腹部X線ではフリーエアはないが，腹水はやはりありそうだ．

検査所見だけに意識がいってしまうととても混乱してしまう．プロブレムを整理してみるか．

> ① 急性経過の腹部全体の間欠的疼痛と下痢
> ② 発熱
> ③ 腹膜刺激症状はないが腹水の存在？
> ④ 膿尿

膿尿と他のプロブレムを一元的に考えるのは難しそうだ．これはひとまず別個に考えることにしよう．そうすると，やはり急性胃腸炎，CD関連性下痢が最も疑われる．腹水はこれらの疾患の重症型での存在としてよいだろうか？　いや，まずはそう考えてみよう．CD関連性下痢かどうか診断するために，まずは便中 *Clostridium difficile*（**CD**）**トキシン**検査と便培養をオーダーだ．それから腹部エコーで腹水の確認をして，尿はグラム染色をしてみよう．

検 査　追加検査：今までに得られた情報をもとにしてさらなる検査

腹部エコー：腹水は中等量，その他肝胆，腎臓，脾臓に異常なし，膵臓はガスのため描出不良

便CDトキシン検査（EIA）：陰性．便培養：結果待ち

尿グラム染色：遠心後の検体で，白血球は多いが細菌は少なく，ところどころにブドウ球菌を疑わせるグラム陽性球菌のcluster-formationがみられる

追加検査から考えられることは？

　やはり腹水があった．腸管以外の腹部内臓器には異常はなさそうだ．膵臓は見えなかったので，判断は保留しておこう．頼みの綱だったCDトキシンは陰性だった．

　尿路感染があるとすると，ブドウ球菌ならば *S. aureus* か *S. saprophyticus* が最も多い起炎菌だ．それにしてもグラム陽性球菌の膿尿とはちょっと驚いたな．炎症所見がないので腎盂腎炎ではないとしてよいだろうか．炎症所見の有無だけでの判断は危ないな．しかし尿路の症状がはっきりしないので無症候性細菌尿と考えてよさそうだな．

　腹水の存在がはっきりしたので，腹部全体の疼痛となると，**癌性腹膜炎**も鑑別に入れなければならないか．急性の経過という点では非典型的であるが，膵癌などによる癌性腹膜炎は筋性防御や反跳痛などのいわゆる腹膜刺激症状が出現しにくいといわれている．エコーで見えなかった膵臓などの深部臓器と腸管も含めて，CTをとってもう少し詳しくみてみるべきだ．

検査　腹部CT：エコーで見えなかった部分を確認

腹水あり．肝胆膵を含めて実質臓器に異常はないが，全大腸にわたって広範な炎症（＊）を認める（図2）．

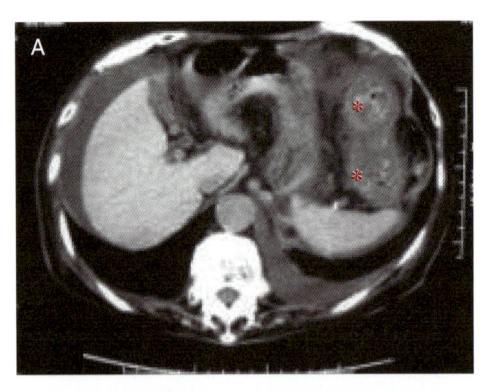

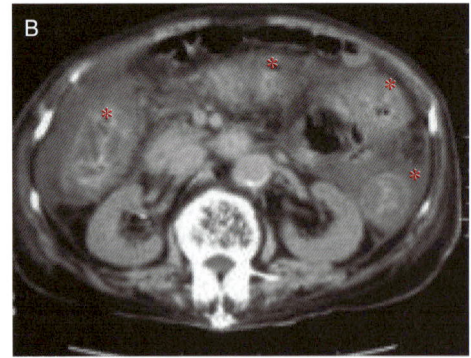

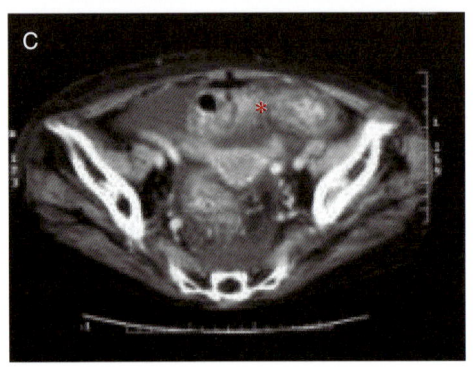

図2　腹部CT所見
A）下行結腸の浮腫と肝周囲の腹水
B）上行・横行・下行結腸の浮腫
C）S状結腸の浮腫

腹部CTからわかることは？

全大腸の炎症か．やはり大腸炎でよいのか．大腸炎が重症化して腹水が出たのだろうか．そうなると腹水は滲出性か．しかし，それにしても炎症反応がないのが気になる．膵臓に腫瘍はないようだ．滲出性でよいかどうか，腹水を穿刺して確かめてみよう．

検査　腹水穿刺所見：滲出性かどうか…

黄色微濁，Alb 1.2 g/dL，WBC 1,200/μL（Neutro seg 87％）
血清-腹水アルブミン差：2.0-1.2＝0.8．グラム染色：細菌陰性

この所見をどう考える？

　血清-腹水アルブミン差が1.1以下なので門脈亢進などの漏出性ではなく**浸出性腹水**だな※2．つまり炎症によって出現したものだ．しかも好中球が優位なので細菌感染が疑わしい．腹水の細菌培養を出しておこう．また浸出性腹水の場合，癌性腹膜炎を鑑別から完全に除外することは難しいな．念のために細胞診も出しておこう．CTでフリーエアはみられなかったので，消化管穿孔による腹膜炎は考えなくてもよいだろう．全身状態もsickでない．もし感染症であれば治療を開始しないと急速に病態が悪化するので，検査結果が出るまでは細菌性大腸炎として絶食と輸液，さらに抗菌薬としてセフメタゾールを投与して様子をみよう．

※2　**腹水穿刺による漏出性と浸出性の鑑別**〔Serum-Ascites Albumin Gradient（SAAG）〕：血清アルブミンと腹水アルブミンを単純に引き算した値がSAAGである．その差が1.1以上のときは門脈圧亢進による漏出性腹水であり，1.1よりも低いときは浸出性腹水となる[2]．

経過　その後の経過

　下痢は1日5回くらいで間欠性の腹痛は続いている．発熱は37℃前後．
　4日後の血液検査：WBC14,100/μL（桿状好中球4％，分葉好中球86％），CRP 1.9 mg/dL．便培養陰性．腹水の培養陰性．細胞診Class2．尿培養はMRSA．

経過はどうだろう？

　本人の症状は全くよくなっていない．炎症反応はごくわずか．今の治療は効いていない気がする．尿培養はなんと**MRSA**であった．尿培養から黄色ブドウ球菌が出た場合，しばしばほかの部位から血行性に腎臓に侵入した可能性がある．しかし基礎疾患のない人の尿培養にMRSAが検出され，しかも無症候性の細菌尿の場合，前回入院のときの抗菌薬使用が関係していると考えてよいだろう．CTで大腸に炎症があるし，今までの経過もあわせて考えるとやはりCD関連性下痢，特に偽膜性腸炎があやしい．1回のCDトキシン陰性だけで否定してしまっていいのだろうか．大腸内視鏡をすれば偽膜を確認できるかもしれない．感染性腸炎以外の原因も考えて前処置なしでもいいから大腸内視鏡をしてみよう．また，念のためもう一度CDトキシンをチェックしてみよう．

検査 **大腸内視鏡：直接病変を見てみる**

直腸から上行結腸まで偽膜を伴うびらんと浮腫があり偽膜性腸炎を強く疑う．
CDトキシン再検：陽性．

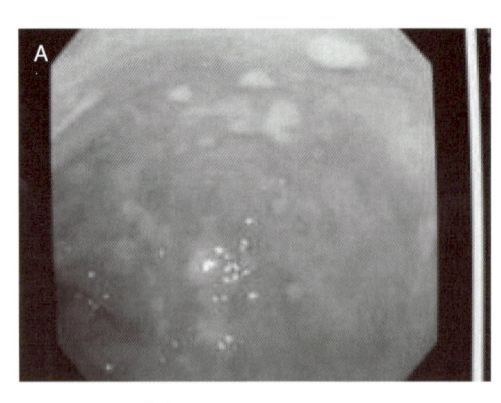

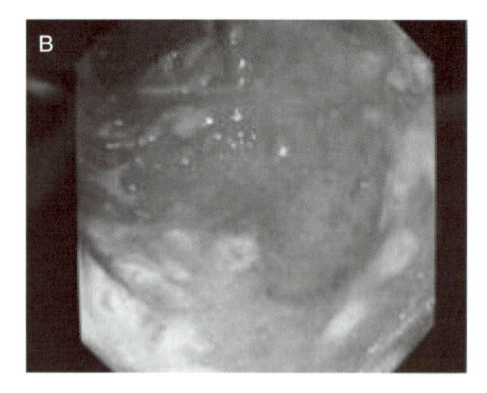

図3　大腸内視鏡所見
　　A）白黄色の半球状隆起（直腸）．B）同左（下行結腸）．巻頭カラー図1参照

これまでの所見も含めて，治療方針はどうする？

　やはり最初に疑った偽膜性腸炎でよかったのか．確かに高齢であることは偽膜性腸炎のリスクファクターだ．1回目のCDトキシン検査は陰性だったのになぁ．UpToDate® を見てみよう．偽膜性腸炎の約半数までにprotein-losing enteropathy（タンパク漏出性腸症）が起こり，アルブミンは2.0 g/dL近くまで低下し腹水が出現すると書いてある．ただし，今回の腹水は滲出性だからこれとは異なるな．またCDトキシンテストについては，**特異度は99％と良好だが感度はバラツキがあり60〜95％とのことだ**．したがって，実際感染しているのに陽性にならないことがあるということだ．感度が低いから検査結果が陰性でも疾患を否定できないんだ．再検してみることも大切なんだな．
　治療はThe New England Journal of MedicineのReview article[3] によると，**軽症の場合はメトロニダゾール，中等症〜重症の場合はバンコマイシンを使用する**ことが勧められている．UpToDate®[4] でも同様だな．この患者は腹水も出現しているため中等症〜重症と考えていいな．
　よし，セフメタゾールを中止して塩酸バンコマイシン125 mgを1日4回内服スタートだ．14日間投与しよう．

| 経過 | **最終経過**

　バンコマイシンを開始して2日後から腹痛，下痢は改善傾向となったため食事を開始した．バンコマイシン開始後8日後のCT再検では，腹水の減少と大腸の炎症像の改善を認める（図4）．その後，軽快退院となった．

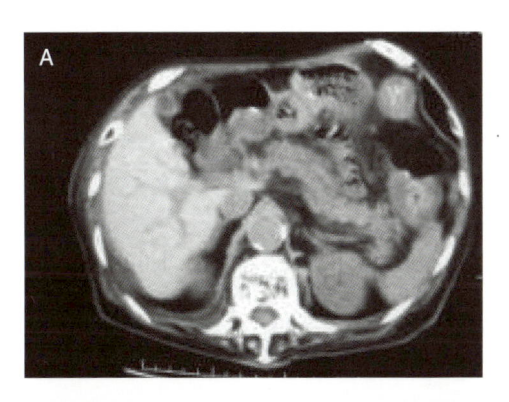

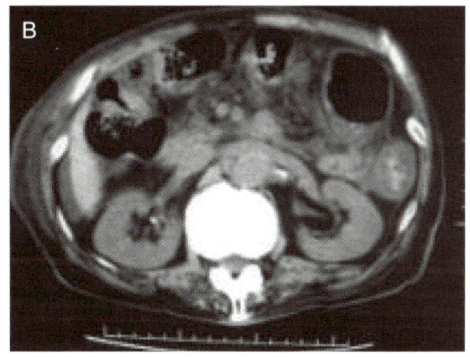

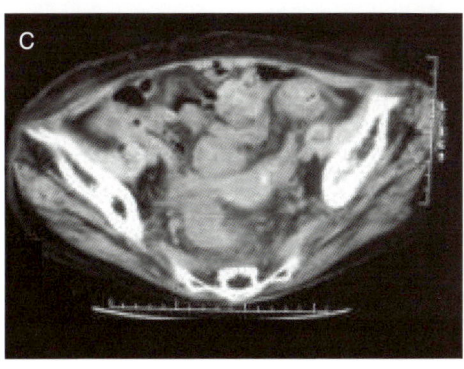

図4　症状軽快後の腹部CT
腹水の著明な減少と結腸の浮腫の改善

最終診断

偽膜性腸炎

今回の教訓

- 最近の抗菌薬の治療歴がある下痢患者では，しぶとくCD関連性下痢を疑う
- CDトキシン検査は感度が高くないので，CD関連性下痢を疑ったら1回陰性であっても疾患を否定せず，CDトキシンを再検する
- CRPや赤沈などの炎症反応はあくまで参考所見である．特に高齢者の場合は炎症があってもこれらの値が上昇しないことがあるため，炎症所見がないからといって安心しない

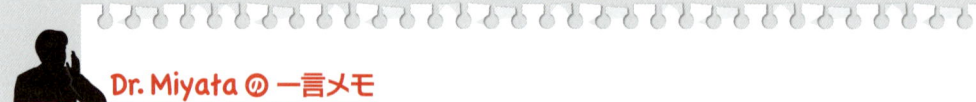

Dr. Miyataの一言メモ

1つの検査結果だけに引きずられないこと！

　診断の思考過程において1つの所見・検査だけで診断を考えるためにほかの診断の可能性を考慮しなくなることを，"unpacking error"と言います．本例ではCDトキシン検査が陰性であったため，CD関連性下痢を危うく鑑別診断から除外してしまうところでした．1つの検査だけに依存して診断をつけてしまわないことが大切です．

　本例では，病歴・経過をもう一度見直しやはりCD関連性下痢が疑わしいと考え，CDトキシン検査を再検し陽性であったため正しい診断が得られました．しかし，仮に再検査でCDトキシンが陰性であったとしても，検査の特異度を考えると，この検査が陰性というだけでCD関連性下痢を否定してはいけないですね．

参考文献

1）Cummings, S., et al.：The Predictive Value of Physical Examinations for Ascites. West J Med, 142：633-636, 1985
2）Runyon, B. A., et al.：The serum-ascites albumin gradient is superior to the exudate-transudate concept in the differential diagnosis of ascites. Ann Intern Med, 117(3)：215-220, 1992
3）Kelly, C. P. & LaMont, J. T.：Clostridium difficile-More Difficult Than Ever. N Engl J Med, 359：1932-1940, 2008
4）Treatment of antibiotic-associated diarrhea caused by *Clostridium difficile*. UpToDate® Ver. 16.3

case 2

部活後から腹痛が治まりません…

岩田啓芳

症例

16歳　男性．

午前中に部活の陸上競技（短距離走）練習を水分をあまり補給せずに激しく行っていた．その後，14時頃より左下腹部痛が出現し徐々に増強するため，近医内科を受診した．同院にてブスコパン® 20 mgを静注して鎮痛を試みられたが，症状の改善がみられなかったため腹痛精査を目的に当院総合内科を紹介された．受診時は腹痛発症3時間後であった．左下腹部痛は持続痛であり，増悪・寛解因子はない．受診前に1回嘔吐があったが，現在嘔気はない．下痢はなく，背部痛，血尿は認めない．生ものを含め腹痛に思いあたる食物の摂取歴はない．周囲に同じような症状の者はいない．

既往歴・出生歴・薬剤歴：特記すべきことなし
社会歴：高校体育（200 M走の選手）
家族歴：特になし

病歴からまずどう考える？　〜総合内科医の頭の中

元々は健康な若年男性の急性経過の左下腹部痛と嘔吐である．単純に考えるなら急性胃腸炎が最も疑わしいか？ 下痢がみられないのは症状発症から時間経過が短いからまだ出現していないだけだ，と考えてよいだろうか？ 特に疑わしい食物摂取歴もないし，周囲に同様の症状の者もいない．急性腸炎として片付けるのはちょっと急ぎすぎかな．確かに，痛みの性状が持続痛であり，腸炎でみられる間欠的なスパスティックな痛みとは一致しない．中年以降の患者さんだとしたら尿管結石もありだが，16歳となると考えにくい．虚血性腸炎も年齢的に考えにくい．憩室炎はどうだろう？ 発熱はなさそうだし，これも年齢的に考えにくいよな．若年患者，腹痛とすると過敏性腸症候群もあるけど，急性発症の鑑別に挙げるものではないな．高校体育科の陸上部員で，あまり水分摂取をしないままかなり激しい運動をしたようだが，これは何か手がかりになるだろうか？ もしかすると脱水がある？？ それなら脱水と腹痛が何か関連あるのだろうか．

診察　身体診察：病歴をふまえて診察開始！

意識清明．表情は苦悶様ではない．身長163 cm．体重66 kg．体温37.6℃．血圧144/59 mmHg．脈拍62/分・整．眼球結膜に貧血・黄疸なし．舌乾燥なし．頸部にリンパ節触知せず，甲状腺の腫大もなし．胸部では呼吸音・心音に異常なし．腹部は膨隆なし，腸蠕動正常，左下腹部に圧痛軽度あり，反跳痛なし．

身体診察を終えて考えることは？

はっきりした脱水はなさそうだ．微熱はある．腸管感染症としてよいだろうか．腹部触診では腹膜刺激症状はなく，バイタルも全く問題ない．重篤な疾患を考えなくてもよさそうだな．まずは急性腸炎と考えることにしよう．開業医の先生からのご紹介だし，患者さんも病院に紹介されてちょっと不安そうだ．簡易検査をして異常のないことを確認して安心させてあげるべきだな．

検査　外来一般検査：一般検査で異常のないことを確認する

WBC 13,200/μL (Neutro seg 82％, Lym 10％)，Hb 14.1 g/dL，CK 719 IU/L，BUN 29.5 mg/dL，Cre 1.9 mg/dL，CRP 0.1 mg/dL．

KUB（図1）

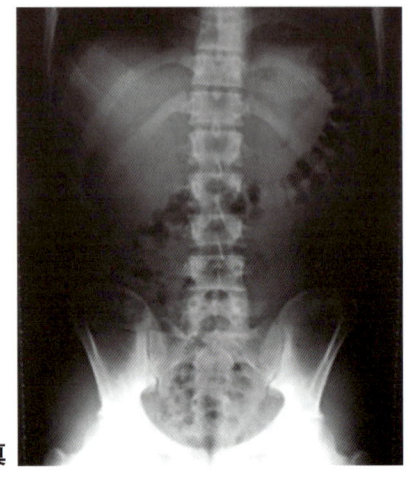

図1　KUB写真

検査結果から考えられることは？

まずはKUB（kidney ureter bladder：腹部単純X線撮影）．Psoas line，両側の腎臓はきれいに見えている．**Dog ear sign**や**Flank stripe sign**はもちろんない．腎結石や尿管結石を疑わせる異常な石灰化はない．横行結腸にガスがみられるが，6 cm以上の腸管の拡張はないので正常だ．KUBは異常なしだ．次は採血結果だが…．おっと，意外だな．

採血をしておいてよかった．採血をしてなかったら見逃すところだった．**CK，Creの上昇**がある．激しい運動の病歴と合わせると…よし，横紋筋融解症だ．いや，待てよ．尿色に異常がないのは合わないな．これから尿色に変化が出てくるのだろうか．それに，腹痛は何なんだ？ 横紋筋融解症では説明できない．激しい運動，微熱，嘔吐，左中下腹部痛……．急性腸炎と軽度の脱水による腎不全としてはどうだろう．BUN・Cre比も10を超えているから血液濃縮と考えてもよいだろう．ちょっとこじつけ気味の病態説明だけど，全身状態はいいし経口摂取もできているので，今日は細胞外液500 mLの点滴で様子をみて明日の再診とすることにしよう．おそらく明日にはデータは改善して，症状も軽快しているだろう．

経過　翌日受診時

自宅で経口摂取は可能であったとのこと．全身状態に変化はない．発熱もみられなかった．腹痛はほぼ改善している．尿色にも変化は認めない．

身体所見では，体温36.9℃，血圧138/79 mmHg，脈拍68/分，腹部は軟らかく，左中下腹部に軽度圧痛を認めるのみである．

その後の経過を確認する

やはり急性腸炎でよかったんだな．補液で全身状態はよくなっている．おそらく血液データも改善しているだろう．確認しておこう．

検査　再検査：改善の確認をする

尿検査：比重 1.012，pH 6.0，タンパク 2＋，糖（−），潜血（−），RBC 1〜4 /HPF，WBC 5〜9 /HPF，Mgb＜10 ng/mL．

血液検査：WBC 9,100/μL（Neutro 74％，Lym 15％），RBC 456×10^4/μL，Hb 13.9 g/dL，Ht 42.5％，MCV 93.2 fL，Plt 31.9×10^4 /μL，TP 6.7g/dL，Alb 4.3g/dL，AST 32 IU/L，ALT 26 IU/L，ALP 337 IU/L，LDH 292 IU/L，γ-GTP 12 IU/L，T-bil 0.46 mg/dL，CK 516 IU/L，CRP 1.0 mg/dL，BUN 35.4 mg/dL，Cre 3.1 mg/dL，UA 12.0 mg/dL，Na 138 mEq/L，K 4.3 mEq/L，Cl 104 mEq/L

検査結果から考えられることは？　その次にやるべきことは？

　なに！？ 腎不全が悪化している？ **急性腎不全**だ．症状は改善しているからデータもよくなっているとばかり思っていたのに…．腹痛と腎不全…．まさか腎梗塞ということはあるまい．この患者さんの痛みは下腹部だし血尿もみられない．尿ミオグロビンは低値だしCKも低下傾向だから横紋筋融解症も否定的だ．自宅に帰った後も経口摂取できたから，急性腎不全の原因は脱水ではないだろう．うーん，なかなか難しいぞ．確実なのは急性腎不全だ．腹痛をどう説明するかはまずは置いておこう．病態を把握するために尿中電解質，タンパク定量をみてみよう．

検査　追加検査：尿中電解質，タンパク定量をみる

　タンパク定量 94.1 mg/dL，Na 10.9 mEq/L，K 30 mEq/L，Cl 13 mEq/L，尿酸 69.3 mg/dL，NAG 4.9 mEq/L，β_2MG 1.8 mEq/L，Cre 156.7 mg/dL

病態をどう考えるか？　そしてまずやるべきことは？

　尿中Naはかなり低下している．尿細管再吸収はしっかり保たれている．**FENa**[※1]を計算してみよう．0.16％か．かなり低下しているな．顕微鏡的血尿はなかったから，腎実質性腎不全より腎前性腎不全が疑わしい．しかし病歴からは脱水は否定的だ．やはり難しい病態だ．
　急性に腎不全が進行しているので入院精査・加療としよう．まずは，念のため腎後性，つまり尿路の閉塞による腎不全を画像診断で否定してから，腎前性の腎不全に対して補液で治療を開始することにしよう．

※1　**FENaとは**：尿中Na排泄率．急性腎不全の際，腎前性か腎実質性なのかの鑑別において信頼性が高い検査．1％以下なら腎前性と考える（図2，3）

経過　入院後初期経過：次の手は？

　入院後腹部エコー施行．右腎95.1×58.0 mm，左腎101.0×54.2 mmで腫大，萎縮なし．両腎に水腎・萎縮認めない．腎後性腎不全は否定できたため，細胞外液の補液で治療開始．入院後4時間で，経口摂取含め，total 2,080 mLのIN．この間の尿量は230 mL/4時間，0.87 mL/kg/時．顔面には軽度の浮腫が出現．

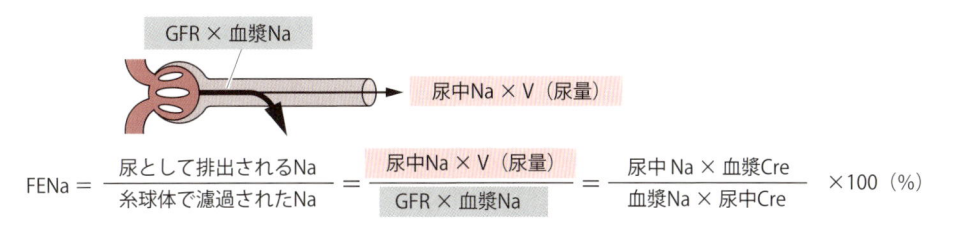

$$FENa = \frac{尿として排出されるNa}{糸球体で濾過されたNa} = \frac{尿中Na \times V（尿量）}{GFR \times 血漿Na} = \frac{尿中Na \times 血漿Cre}{血漿Na \times 尿中Cre} \times 100（\%）$$

図2　FENaの算出法
腎自体が障害されるとNaの保持能力（再吸収）が低下し尿中のNaが増加する．

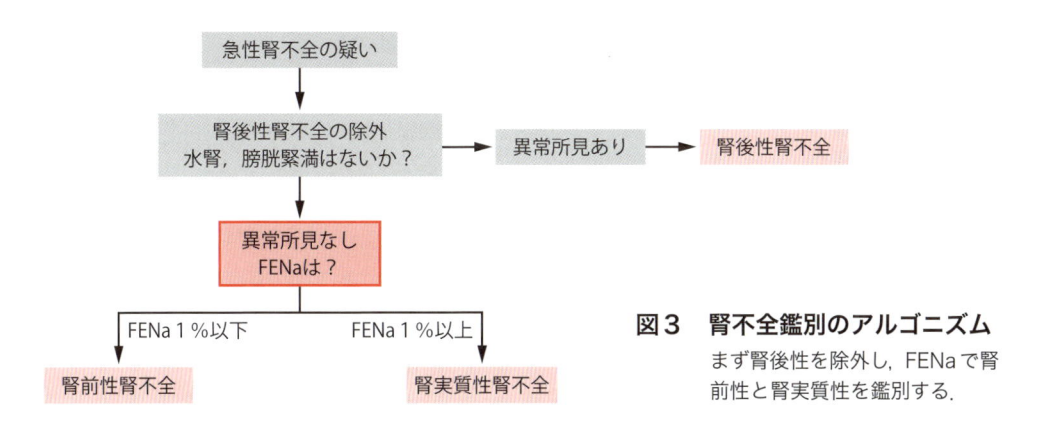

図3　腎不全鑑別のアルゴニズム
まず腎後性を除外し，FENaで腎前性と腎実質性を鑑別する．

初期経過からどう考える？

　おかしい．腎前性腎不全のはずだから大方は十分な量の輸液で利尿が得られるはずだ．なぜ尿量が得られないんだ…．ラシックス®に対する利尿の反応をみてみよう．

経過　利尿薬・補液治療後の経過

　ラシックス®40 mg IV使用にて890 mL/4時間，3.37 mL/kg/時の利尿が得られた．ラシックス®への反応は良好と判断し，引き続き補液とラシックス®使用にて尿量を確保した．Creは第4病日から急速に回復し，尿中Na，FENaの低値も回復した（図4，5）．

病態をどう考える？

　利尿はつき，腎不全も回復してよかった．しかし，原因は何なんだ？再発するようなものではないのだろうか．心配だ．病態をじっくり考えて原因をはっきりさせておくべきだ．

図4　血清Creの推移

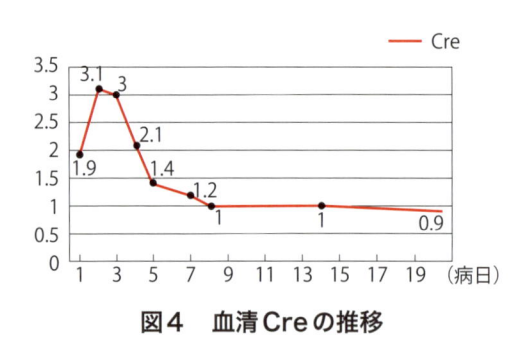

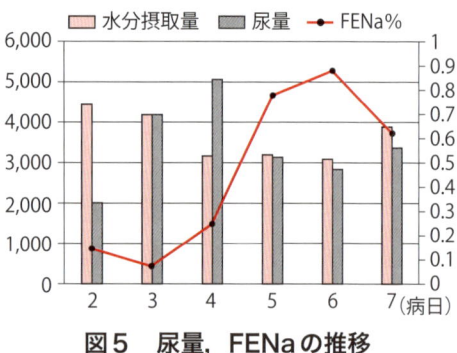

図5　尿量，FENaの推移

　まず，腎前性腎不全があったことは間違いない．**腎前性腎不全の原因**を教科書で調べてみよう．
　なるほど，循環血液量の減少，末梢血管拡張，腎血管収縮，腎血管閉塞などがあるのか．この患者さんでは初期に十分な補液をしたのに利尿が得られなかった．有効循環血漿量の増加にもかかわらず，尿中Na，FENaが低値を呈し，利尿が得られないことを説明するなら腎血管の収縮，閉塞か？　よし，MRAを施行して腎血管の様子をみてみよう．

MRAでは異常がない．さてどう考える？

　腎血管の狭窄病変は認めないようだ．尿中Na，FENa低値は腎血流量低下を表しているはずなのだけれど…．では，一体ほかに何が考えられるだろうか？　もう一度プロブレムを整理してみよう．

- 生来健康な16歳男性が，運動後に腹痛を生じた
- Creの上昇がみられCKの上昇も軽度みられたが，尿中ミオグロビンは低値であった
- 尿中Na，FENaは低値であり腎前性腎不全が疑われる
- 検査所見より腎性・腎後性腎不全を疑う所見はない
- 多量の輸液を行ったが，十分な利尿を得られなかった

　問題を明らかにするために**ワンセンテンス・サマリー**を作ってみよう．"運動後に腹痛をきたして発症する若年者の腎前性腎不全"というところかな．どのような疾患があるのだろうか？　まずは，小児腎臓専門医に相談してみよう！

相談　小児腎臓専門医とディスカッション

私：先生，今回の症例はどのように考えればよいでしょう．

専門医：確かに運動後に急性腎不全をきたすものとしては横紋筋融解症などはよく知られていますが，これは腎前性腎不全ですよね．今回の症例はcommonな疾患のなかでは合致するものがなさそうですね．私もすぐには診断をつけることができないので，運動後腎不全をきたす疾患をインターネットを使って調べてみてくれませんか？

どうやって調べるか？　～Google Scholarで検索する

　PubMedが正攻法かな．医学中央雑誌の検索もいいかもしれない．でも最近は**Google Scholar**が話題だとカンファレンスで教えてもらったよな．よし，Google scholarを使い"after exercise""acute prerenal failure"で検索してみよう．

　なるほど…，"Acute renal failure after exercise in a child with renal hypouricemia"[1]が一番目にヒットする．よし，これで小児腎臓専門医とディスカッションを深めていこう．

相談　小児腎臓専門医からのレクチャー

私：関連の論文が見つかりました．Abstractを参照すると**腎性低尿酸血症**という疾患は，運動後に腎不全を発症し，疼痛も生じるようですね．でもこれは遺伝疾患のようですね．この人の家族歴に問題はないのですが…．

専門医：なるほど．私は手持ちの"特集　急性腎不全のすべて―2000　腎と透析"[2]を見てみたのですが，そのなかに腎性低尿酸血症の運動後腎不全の項目があり，詳しい解説がされていました．腎性低尿酸血症以外にも先生が検索した論文の疾患のように運動後に腹痛や腰部痛を伴うタイプの腎不全があるようですね．本症例では腎動脈本幹に狭窄病変は認めませんでしたが，葉間動脈，弓状動脈に攣縮を起こす**patchy renal vasoconstriction**という病態があるようです．

私：やはりそうですか．私が調べた論文によると，運動後の腎血管攣縮によって生じる腎不全は**ALPE（acute renal failure with severe loin pain after anaerobic exercise：運動後急性腎不全）**に含まれるそうです．この疾患はこれまでに118例もの症例が報告されており，特徴は以下のようにまとめられています．

　① 10代～20代の男性（94.9％）に多く，嫌気性運動後に発症する（66.9％は陸上短距離走をしていた）

　② 発症前，もしくは発症中に腹痛，腰部痛，嘔吐などを伴う（95.5％）

　③ CK，もしくはミオグロビンの上昇は軽度（CKは9倍以下，ミオグロビンは7

倍以下）
④ Cre 等は一過性に上昇するが，腎不全は補液等で可逆的に回復する（16.9％は一時的な透析を必要とした）
⑤ 造影CTにて腎に patchy wedge shape enhancement（腎楔状陰影）を認める．DMSA（dimercaptosuccinic acid）シンチレーションでも20例中13例に同様の斑状陰影を認める

経過　最終経過

本患者では①～⑤を満たしALPEが疑われた．入院後4日目にCre値は1.4 mg/dLであり，造影剤の使用がためらわれたため，DMSAシンチレーションを施行したところ腎皮質に不染領域を認めた（図6）．

その後，患者は退院し通常の生活を送っているが今のところ症状の再発はない．

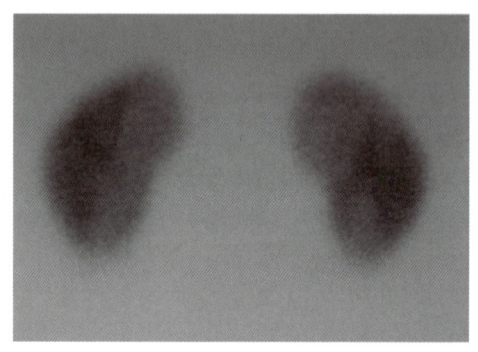

図6　本症例における DMSA 写真
両側腎皮質の不染領域を認める．

最終診断

ALPE：運動後急性腎不全

今回の教訓

- 初診外来の際，病態がはっきりしないときは，再診してもらって必ず経過を確認する
- FENa で腎不全の病態を明らかにする
- ワンセンテンス・サマリーで問題を明らかにして検索する
- 稀な疾患でも，正しい診断の思考過程をたどれば診断に迫れる

Dr. Miyata の一言メモ

ワンセンテンス・サマリーを作成して Google Scholar で簡易検索してみよう！

　診断の達人はワンセンテンス・サマリーを上手に作成し，これを自分の今までの経験のなかに蓄積されている**症例の臨床像**（illness script）と照らし合わせて診断に結びつけていっています．経験がまだ少ない研修医の段階や稀な疾患の場合には，ワンセンテンス・サマリーと合致する病態をインターネットで検索するのがよいでしょう．

　Google Scholar は現在発展中の検索エンジンで，医学界でも注目されつつあるものです（BMJ, 333：1143-1145, 2006 ほか）．PubMed よりも手軽ですから，まずはこちらで検索してみるのもいいですよ．

参考文献

1) Ishikawa, I., et al.：Acute renal failure with severe loin pain and patchy renal ischemia after anaerobic exercise in patients with or without renal hypouricemia. Nephron, 91：559-570, 2002
2) 伊丹儀友，大平整爾：腎性低尿酸血症の運動後腎不全．症例からみた急性腎不全の病態と治療．「特集 急性腎不全のすべて 2000」，腎と透析，49：604-606, 2000
3) 久永修一，上野尚美，稲垣浩子，他：運動後可逆性急性腎不全例の臨床的検討―腎血管攣縮との関連について．日腎会誌，41：406-412, 1999
4) 「小児腎疾患の臨床 第2版」（五十嵐 隆 著），pp.195-198, 診断と治療社，2007

case 3

おなかが痛いんです…
と認知症のおばあさんが…

日下勝博

症例

87歳女性．腹痛を訴えベッド上で動けなくなり，家族に連れられて受診した．「腹が痛い，痛い…」としきりに訴えるが，一見して重篤感はないように思える．患者さんには認知症があり，当を得た病状説明ができないようなので，家族からの話をつなぎ合わせて病歴聴取する．

普段は介助なしで家の中を歩き，食事も自分でとっていた．4日前に，家族が右上腹部を痛がっているのに気づき，そのうち患者さんは横になったまま動けなくなった．おなかの痛みは持続性なのか間欠的なのかはよくわからない．体動時に右上腹部を強く痛がっていた．特に思いあたる誘因はない．発熱はなし．嘔気・嘔吐もなし．下痢もなし．

高血圧，狭心症，認知症で近医に通院中である．飲酒，喫煙歴はない．

既往歴としては，20年以上前に卵巣嚢腫で摘出術，5年前に冠動脈バイパス術がある．輸血歴はない．

病歴からまずどう考える？ 〜総合内科医の頭の中

お年寄り，特に認知症のある患者さんの病歴聴取は難しい．ほとんど病歴聴取ができないこともよくあることだ．認知症の影響もあり，患者さんはおなかが痛いとしか訴えない．ほかにどのような症状があるのかわからない．家族も詳しい病歴は把握していない．このようにほとんど病歴が得られないこともよくあることだ．今回もこれ以上の病歴情報を得ることはできそうもない．総合内科にかかわらず，最前線の臨床の現場ではデータが常にすべてそろって問題に対応できるというものではない．むしろデータがそろっていることの方が少ないかもしれない．これが実際の現場の難しいところだ．

急性または亜急性の右上腹部痛ということだけは間違いなさそうだ．重篤感はないから，いわゆる急性腹症と考える必要はなさそうだ．でも，高齢者，しかも認知症がある患者さんなので，安心はできない．急性発症の右上腹部痛について，まずは広く鑑別診断を考えておくことにしよう．真っ先に思いつくのは**胆石胆嚢炎**だ．黄疸があるなら**総胆管への結石嵌頓**もありうる．**AGML**（acute gastric mucosal lesion：急性胃粘膜病変）や**消化性潰瘍**の可能性も考えやすい．**穿孔**なんてことも一応頭に置いておこう．**憩室炎**もなくはないけど，普通は左下腹部だから，上腹部というのはどちらかというと稀だ．**虚血性腸炎**はど

うだろう．これも左下腹部のことが多いはずだ．心窩部・背部痛があるようなら膵炎もありだが…．もし心房細動があるようなら**上腸間膜動脈閉塞**なんてこともありうるけど，これだと一見してsickなはずだ．可能性は低いな．生殖年齢ではないから**Fitz-Hugh-Curtis症候群**ということはない．こんなところかな．なにはともあれ，まずは診察してみよう．

case 3

診察

身体診察：病歴がとれないので身体診察のみが頼りだ！

意識清明．血圧125/74 mmHg，体温35.6℃，脈拍72/分・整．呼吸数14/分．結膜に貧血・黄疸なし．心音は整で雑音はない．呼吸音は正常肺胞音で副雑音はなし．腹部は平坦で，皮膚に黄疸・発疹はない．腸雑音は弱い．触診では軟で，胆嚢は触知されない．右季肋部を押しても圧痛・反跳痛はない．Murphy徴候はない．デファンスもない．体を動かすと，腰背部から右季肋部にかけて"輪のように強い痛みが走る"と訴える．四肢に明らかな麻痺はない．

身体所見から考えられることは？

　おかしい．右の上腹部痛だと言っていたのに，右季肋部に圧痛がない．発熱もないし，黄疸もない．とりあえずは，胆石胆嚢炎，総胆管結石は否定できそうだ．AGML・消化性潰瘍はあり得るけど，こればっかりは内視鏡をしてみないとわからない．腹部は軟らかくて反跳痛もないので，消化性潰瘍があったとしても穿孔はなさそうだ．下血はないしバイタル・サインも安定しているから，少なくとも活動性の出血はないだろう．緊急内視鏡をする必要性はなさそうだ．そのほかの疾患にしても，腹部所見が全くないから消化管の疾患は考えにくい．それじゃ何の痛みなんだ…？

　腹痛と患者さんは言っていたけど，腹痛というよりむしろ痛みは背中から腹部に向かって放散している？　輪のような痛み？　どういう意味だろう．腹部臓器の痛みでないとすると…？　**解剖学的に体表から内向きに痛みの場所を考えてみよう．**

皮膚：帯状疱疹？　でも体表には異常はない．発疹より前に痛みが出現することはあるけど，痛みの訴えから4日も経っているんだから，もし帯状疱疹なら発疹がすでに出ているはずだ．帯状疱疹は否定してよい．

皮下組織：視診・触診で腫脹はないから局所の膿瘍や腫瘤は否定できる．

筋骨格系：筋肉痛？　肋骨骨折？　受傷機転ははっきりしていない．受傷機転のない病的骨折まで考えるのはちょっとシマウマ[※1]を追いすぎだ．肋軟骨炎はどうだ．これは特

※1 "蹄の音を聞いたら，普通は馬を考える．いきなりシマウマを考えるのは，稀なことを考えすぎである"という診断学の格言がある．

に原因のない筋骨格系の痛みとしては多い疾患だ．しかし，背中から腹部の痛みということなら合わない．

もう一度痛がっているところを詳しく診察し直そう．背中の診察が鍵かもしれない．

診察　追加身体診察：焦点を絞った診察を加える

胸郭の介達痛なし．肋骨の圧痛なし．側胸部の肋軟骨部に圧痛なし．CVA tenderness（肋骨脊椎角叩打痛）なし．胸腰椎の診察にて，Th11に叩打痛があり．

焦点を絞った診察から考えられることは？

肋骨骨折がある場合は，介達痛，つまり胸郭を左右から圧迫すると痛みが悪化するはずだ．よって肋骨骨折はない．CVA tendernessもないから腎盂炎ということでもないな．ただ，これはもともと鑑別には挙げていなかったけど…．はっきりしているのは**Th11に叩打痛**があるということだ．これは椎体に骨折あるいは炎症など，何かの異常が起きていることを示唆している．

ここまでをちょっと整理してみよう．高齢者に急に発症した腹痛・背部痛である．体動時に増悪し，脊柱に限局して叩打痛を伴う．全身状態には特に問題はなさそうである．…となると，この年齢の女性で一番考えやすいのは脊椎の**圧迫骨折**か．骨粗鬆症による脊椎の圧迫骨折なら大きな受傷機転がなくてよい．最初は腹痛を訴えていたけど，圧迫骨折では側腹部に痛みが放散することもある[1]．痛みの大もとは背中と考えてよさそうだ．神経学的な異常はなさそうな圧迫骨折であるから，保存的に経過観察していてもよさそうだな．それじゃあ，まずは整形外科の先生にコンサルトを…．

でもちょっと待て．何か忘れていないか．腰痛患者で重篤な疾患を示唆するとき…，そう，危険な印…赤い旗，**red flags**[※2]だ．下肢に麻痺があったり，じっとしていても痛いとか…．全部は覚えてないなあ…（苦笑）．UpToDate®で調べてみよう．

なるほど，American College of Radiologyのガイドライン[2]が引用されてる．

＜腰痛のred flags＞
① 最近の激しい外傷歴，または50歳以上の軽度の外傷歴
② 説明のつかない体重減少
③ 説明のつかない発熱
④ 免疫抑制状態

※2　重篤な病態を考えるべき警告的な臨床サインのことをred flagsという．

⑤ 悪性腫瘍の既往
⑥ 非合法薬物の静脈注射
⑦ 骨粗鬆症，長期間にわたる副腎皮質ホルモンの使用歴
⑧ 70歳以上
⑨ 局所神経症状の進行
⑩ 6週以上続く痛み

　red flags にひとつでも当てはまるものがあれば，腹部大動脈瘤，腫瘍，化膿性脊椎炎，圧迫骨折，馬尾症候群など重大な病気の可能性があるから精査した方がよいということになっている．逆に当てはまるものがなければ，いたずらに検査すべきではない[3]．これらの点に注意して，病歴と身体所見をとり直してみよう．

診察　再度，病歴聴取と身体診察：red flags を頭に入れてやり直す

　家族の話では，少なくともここ数日間に家族が目撃した明らかな転倒のエピソードはない．体重減少，発熱はなく，免疫抑制剤やステロイドの内服はしていない．悪性腫瘍の既往はなく，副腎皮質ホルモンの使用もない．失禁や尿閉はなく，下肢筋力は正常．温痛覚に異常なし．アキレス腱・膝蓋腱反射は正常．神経学的に明らかな異常はない．

red flags に合致するかチェックする．そしてどうする？

　red flags に合致するのは，⑧70歳以上だけだ．しかし，しりもち程度の軽い外傷があった可能性は否定できない．①も当てはまると考えておいた方が無難なように思う．red flags には引っかかると考えてよいだろう．

　まずスクリーニング採血検査と，単純X線写真だ．右季肋部に圧痛はなかったので胆嚢炎は否定したが，念のため腹部エコー検査はやっておこう．腹部CTはどうだろう．red flags に引っかかったときには，大動脈瘤も鑑別に含める必要がある．本例の場合，血圧は高くないし症状も典型的ではないけど，冠動脈バイパス術の既往があり，動脈硬化のリスクは高い人だ．動脈瘤の有無はエコーでもある程度わかるが，はっきりと否定するなら，腹部CT検査も施行しておいた方がよいだろう．

検査 red flags があったので，血液検査・画像検査を行う

血液検査：
　WBC 6,300/μL，Hb 11.5 g/dL，Plt 18.9×10⁴/μL，TP 7.2 g/dL，Alb 3.9 g/dL，T-bil 0.52 mg/dL，AST 17 IU/L，ALT 11 IU/L，LDH 173 IU/L，ALP 497 IU/L，γ-GTP 9 IU/L，Amy 145 IU/L，CK 56 IU/L，BUN 22.6 mg/dL，Cre 0.6 mg/dL，UA 4.1 mg/dL，Na 142 mEq/L，K 4.3 mEq/L，Cl 107 mEq/L，Ca 4.7 mEq/L，CRP 0.2 mg/dL

尿検査：潜血（－），タンパク（－），細菌（－）

胸部単純X線：異常なし．腹部単純X線：異常なし．
腰椎X線：L2に硬化像を伴った圧迫骨折を認める（図1　→）．その他の椎体に異常なし．（注：腹部造影CT撮影後に撮影し直した腰椎X線写真のため尿管が造影されている）

腹部エコー検査：胆嚢内に直径10 mmの胆石を認めるが（図2 →），胆嚢自体は緊満しておらず，壁肥厚もない．その他の臓器に異常ない．大動脈瘤は認めない（図2）．

腹部CT：胆嚢に結石を認めるが（図3 →），胆嚢壁の肥厚，胆嚢の腫脹は認めない．その他の主要臓器に特記すべき異常なし．動脈瘤も認められない（図3）．

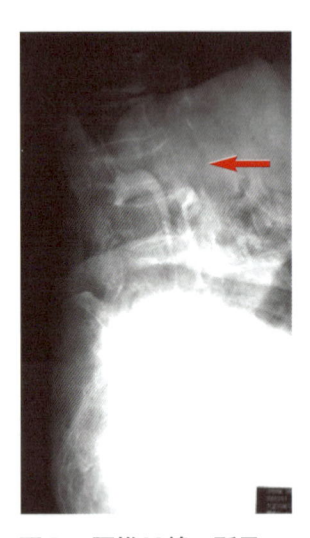

図1　腰椎X線の所見

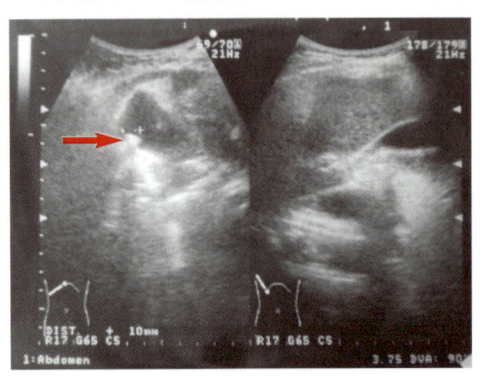

図2　腹部エコー所見

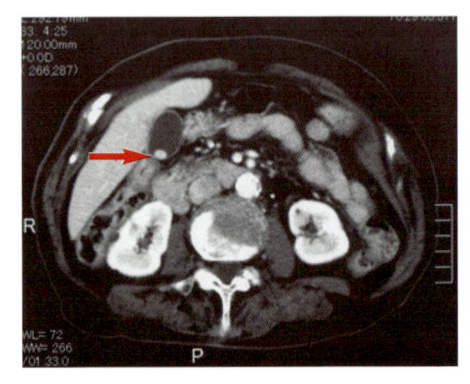

図3　腹部CT所見

検査結果から考えられることは？ 次にどうする？

　血液検査では特に炎症を示す所見はない．化膿性脊椎炎を含む感染症の存在は否定的だ．腹部エコー検査で胆石は見つかった．しかし胆嚢自体は腫大しておらず，壁の肥厚もみられない．血液検査で炎症所見もないので胆嚢炎は否定してよいだろう．腹部エコー・CTで大動脈瘤を含め，ほかに痛みの原因となりそうな異常所見はない．腰椎X線写真ではL2に圧迫骨折が認められるが，すでに骨の硬化像を伴っているので陳旧性病変のようだ．痛みの部位ともあまり一致しない．今回の疼痛とは関連なさそうだ．叩打痛のあるTh11にははっきりした所見はなさそうだ．腰椎X線写真で異常がなければTh11の病変を否定してよいだろうか？いやいや，**脊椎の病変は初期には単純Ｘ線写真ではわからないことが多い**はずだ．MRIなら細かな病変でも検出できるのでMRI検査を施行すべきだろう．

検査 **胸腰椎MRI検査：細かな病変を確認**

　脊椎MRI検査：L2には陳旧性の圧迫骨折．Th11の一部にT1強調像で低輝度（図4 →），T2強調脂肪抑制像で高輝度な部分（図5 →）がみられる．

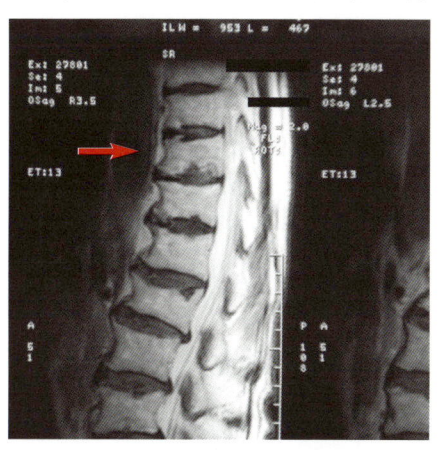

図4　脊椎MRI検査：T1強調像 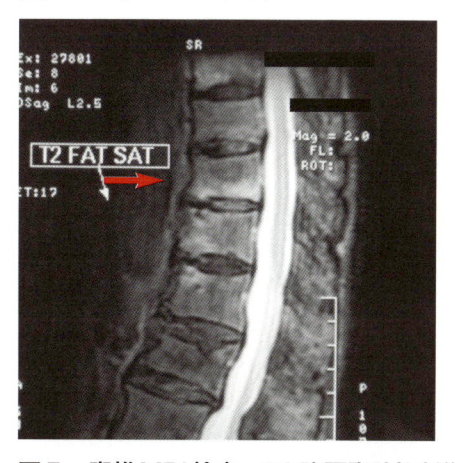　　　図5　脊椎MRI検査：T2強調脂肪抑制像

腰椎MRIから最終診断に向けて何を考える？

　Th11の一部に，**T1強調像で低輝度，T2強調像で高輝度を示す病変**がみられる．急性期の骨折に合致する所見だ．痛みの部位とも一致している．高齢の患者さんだから，悪性腫瘍の骨転移ということも考えないといけないだろうか．しかし，悪性腫瘍の骨転移時によくみられる椎弓への浸潤はみられず，体重減少や食欲不振，疼痛など悪性腫瘍を疑う病歴もない．もちろん血液検査も異常なかったし，胸部写真や腹部CTでも原発巣と思われる

病変は認められない．よし，ひとまず，圧迫骨折と考えてよさそうだ．X線写真だけでなく，MRI検査をやってよかった．

経過　最終経過

満を持して整形外科に紹介する．しかし担当の医師からは，「確かに骨折はあるようだけど，腹痛を訴えている患者さんはやっぱりまず総合内科で様子をみてください」とのお返事．そうだな，別に手術が必要なわけでもないし，総合内科で診ていくとしよう．

バンド固定とNSAIDs内服にて保存的に経過観察．翌日には相変わらずおなかが痛いと言いながらも全身状態良好で，普通に食事をとるようになっていた．入院3日目には自力歩行可能なまでに痛みが改善した．しかし夜間せん妄が出現．自宅療養の方が適切と考え，入院4日目に退院とした．以後は外来でフォローする予定となった．

最終診断

胸椎圧迫骨折

今回の教訓

- 患者さんの訴えを単純化しすぎないこと．訴えを細かに聞き直していくことが大事
- 急性腰痛の患者さんでは，red flagsをまずチェックする
- 身体所見を説明できる病態をしつこく追求すること
- 保存的治療のみで経過を診ることのできる脊椎圧迫骨折は総合内科での入院治療でOK

Dr. Miyata の 一言メモ

anchoring（投錨）と premature closure（早期閉鎖）に注意しよう！

　診断早期に現症の特殊な点に固執してしまうこと，初期に得られた情報だけに重きを置いて考えることを **anchoring** といいます．一度，錨を降ろしてしまうとそこから動けなくなってしまい，診断の思考過程をそれ以上進められなくなります（**premature closure**）．今回も，腹痛ということだけにとらわれ腰痛の病歴が得られなかったら，診断できていなかったでしょう．

　状況が許す限りさまざまな疾患の可能性を考慮に入れ，初期仮説が事実上の最終診断になってしまわないようにしましょう．そしてまた，診断の妥当性・一貫性・簡潔性・反証性を検証することを心がけましょう．本例ではTh11の叩打痛を説明できないことにこだわり，検査を進めて最終診断に至りました．

参考文献

1）佐藤光三，石川紀之：脊椎骨粗鬆症における腰背痛と画像所見．骨・関節・靭帯，15：297-305, 2002
2）Approach to the diagnosis and evaluation of low back pain in adults. UpToDate® Ver.17.1
3）Chou. R., et al.：Imaging strategies for low-back pain：systematic review and meta-analysis. Lancet, 373：463-472, 2009

case 4 動悸がして倒れたんです…

若林崇雄

症例

76歳の女性．来院当日は，全介助の必要な要介護5の夫の脳神経外科受診日で，朝から多忙であった．夕方帰宅し夕食をとった後の20時頃，娘とともにかがんだ姿勢で夫を風呂に入れているうちに動悸と胸部の不快感を自覚し，気分が悪くなったためそのままトイレに駆け込み嘔吐した．「動悸のときに飲むように」と主治医に言われていたデパス®を1錠内服したが軽快しなかった．そうこうしているうちに，いつの間にか意識がなくなってしまった．1，2分で意識は回復した．近くで見ていた娘によると，意識がない間，痙攣はなかった．意識回復後に失禁はなく，全身状態は正常そうに見えたが，娘が大事を取って救急車を要請して総合内科外来を受診した．

来院は意識消失発作後1時間後で，21時30分であった．現在は，特に何の症状もない．

既往歴としては，1カ月前に脳梗塞を起こしており，左不全麻痺がある．また軽度の認知症と不安障害による動悸を指摘されている．

内服薬としては，デパス®，アリセプト®，ジェイゾロフト®，プレタール®，マイスリー®を定期的に服用している．

生活歴は喫煙，飲酒なし．患者本人は要介護3で，夫と2人暮らしである．

病歴からまずどう考える？ そしてどうする？ 〜総合内科医の頭の中

動悸がして気分不良となり倒れた？ 失神したようだ．

失神の鑑別診断のときにいつも指導医にくり返し言われていることは，決して**TIA**（transient ischemic attack：一過性脳虚血発作）を鑑別診断の第一に挙げない，ということだ．TIAで意識消失を起こすことはきわめて稀だ．

この患者さんは動悸がして気分不良になり，嘔吐後に意識消失している．ということは，心疾患による失神が最も考えやすいだろうか．いや，動悸というのは非特異的症状であり，一律に心疾患とは結びつかないのではないか．動悸がするときにデパス®を服用するように言われているということは，**不安障害**を指摘されているのかもしれない．SSRI（selective serotonin reuptake inhibitors：選択的セロトニン再取り込み阻害薬）も内服している．何か精神的な疾患がありそうだ．ただちに動悸と失神を結びつけるのは性急かもしれない．そのほかにもいろいろ薬を内服しているようだが，基礎疾患は何なのだろう．認知症もあ

るようだ．

　いずれにしても，まずは致死的な疾患をきちんと診断あるいは除外診断しておくことが重要だ．心疾患による失神を鑑別診断の第一に挙げておくのは常套手段だろう．

　詳細な身体診察は後回しだ．なにはともあれ，まずは心電図モニターをつけ，致死的不整脈の有無の確認だ．そして12誘導心電図．まさか，**肺塞栓**や**心不全**はないと思うが，ポータブルの胸部X線写真もオーダーだ．不測の事態に備えて静脈ルートの確保をしておこう．

　CBC，一般生化学，そしてCK，CK-MBも念のためにとっておこう．胸痛はないが**急性冠症候群**（ACS：acute coronary syndrome）→ 不整脈 → 失神ということもあり得るかもしれない．**高齢者の心筋梗塞では胸痛がない場合もある**と聞く．それならトロポニンもとっておくべきか？　いや，まだ積極的にACSを疑っているわけでないし，そもそも胸痛のないときのトロポニンの診断特性については聞いたことがない．あまりいろんな検査をしすぎると，その検査結果の解釈に迷うだけだ．まずはCKとCK-MBだけにしておこう．これが明らかに上昇していれば**心筋梗塞**（MI：**myocardial infarction**）として循環器病院へ紹介だ．

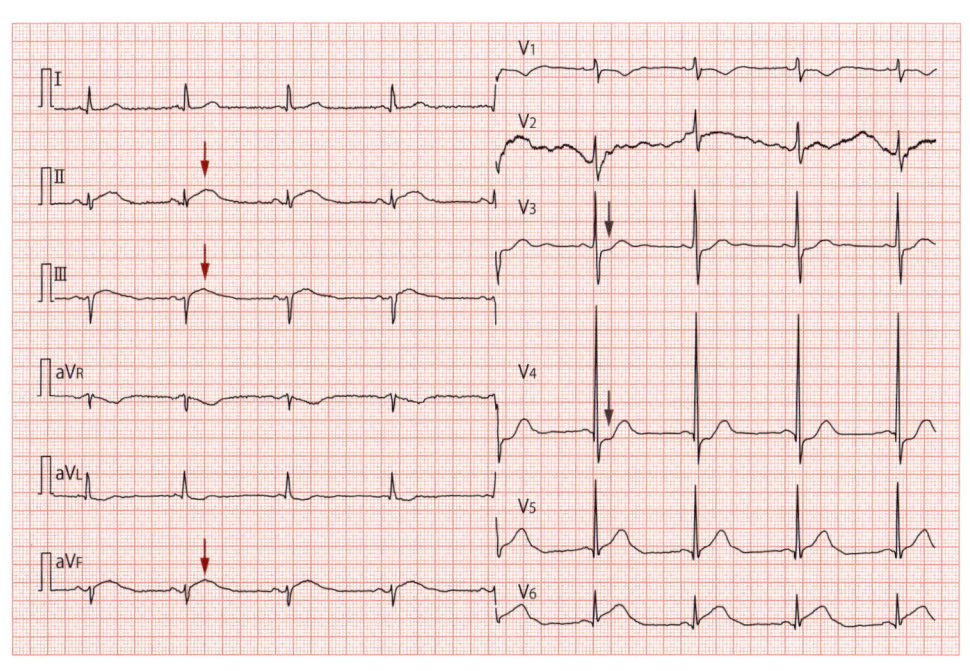

図1　12誘導心電図

心電図から何を考える？ その後の対応は？

Ⅱ，Ⅲ，aVfでなだらかにSTが上昇している（→）．**下壁梗塞**？ ミラーイメージとしてV3，V4でST低下がみられる（→）？ ACSなのか？ 下壁梗塞とすると徐脈になっているのもわからないでもないが，ブロックにはなっていない．胸痛の訴えはなかったが，動悸＝胸部の不快感（？）と嘔吐があった．下壁梗塞では迷走神経の緊張が亢進し※1 消化器症状をきたすことがあると聞く．典型的なST上昇ではないが，ACSが最も疑わしいと考えるべきかもしれない．となるとすぐに循環器病院に転送…？

しかし，そもそも，失神が心原性であるのは10％以下である．そのうち，ACSとなるともっと可能性が低くなる．とすると，明らかな胸痛のない失神の患者がACSである**事前確率**は2，3％程度だろうか．追加情報の心電図検査で，事前確率は変化するだろうか？ 非典型的なST上昇であるから，ACSの可能性は10％程度に上昇する，と考えてみよう．これで対応はどうなるか？ いわゆる**治療閾値**※2＝循環器病院への転送，は超えているか？ いやいや，治療閾値＝転送の判断の閾値は… そうだな，ACSは致死的な疾患であるから，閾値を高く設定する必要はない．30％くらいだろうか？ 今はもう22時になっているんだから，あまり低く設定するのも気が引ける．現段階では，すぐに転送，ということにはならないな．

※1 この現象をBezold-Jarisch reflexと呼ぶ．
※2 臨床医は疾患の可能性が，ある確率を超えたら治療に移る．このときの確率を言う．この確率は，疾患や臨床の現場・状況によって異なる．

すぐに転送すべき病態ではないので，血液検査が戻るまでに，さらなる鑑別診断を考える

ここで，ちょっと落ち着いて**失神の原因**をいったん網羅的にも考えておこう．

失神は，①脳血流の低下，②化学的要因，③神経原性・精神／心理的要因の3つで生じる．**SYNCOPEで考える**とこれらの見落としがないと言われているよな．

> S：Situational．状況性 → 排尿，排便，嚥下，咳はなかった．状況性は考えにくい
> V（Y）：Vasovagal．血管迷走反射 → あり得る．しかし，これは除外診断
> N：Neurogenic．神経原性
>   →自律神経障害で今回が初めての失神というのはなくはないが，ちょっと考えにくい．TIAは論外．脳梗塞後遺症としての2次性てんかんはどうだ？ 痙攣はなかったし，意識回復後に麻痺が残っていることもない．考えにくい
> C：Cardiac．心原性

> →これが今の鑑別疾患の第一だ
>
> **O：Orthostatic hypotension．起立性**
> →考えにくい．トイレで吐いているうちに失神したのだから
>
> **P：Psychiatric．精神的**
> →患者さんは不安障害で日頃から動悸があるらしいから，精神的な失神ということもありえるかもしれない．**転換性障害**だ．確かに，このところ夫の介護で心身ともに疲れていたようだが，それほど精神的ストレスがかかっていたのだろうか．いずれにしても，これは急いで診断する必要はない．後回しだ
>
> **E：Everything else．その他**
> →内服薬は大丈夫そうだ．そのほかに何かあるだろうか？　すぐに思いつくものはない

やっぱり心原性を考えていこう．これを否定できれば血管迷走神経反射として考えるということでよいだろう．

診察　初期仮説・鑑別診断をふまえて診察開始！

意識清明．血圧100/53 mmHg．脈拍53/分・整．体温36.6℃，SpO₂ 98％．橈骨動脈が少し触れにくい．眼球結膜に黄染はないが，眼瞼結膜はやや貧血様．頸部リンパ節腫脹なし．甲状腺腫大はなし．咽頭に異常なし．心音：整・Levine 4/6の収縮期逆流性雑音を心尖部領域に聴取し，頸部にも放散．呼吸音：異常なし．腹部：腸蠕動音は正常，触診では平坦で柔らかく，圧痛はなし．四肢末梢：チアノーゼ，浮腫はなし．神経学的所見：左不全麻痺あり（以前と変化ないとのことである）．

身体所見から考えられることは？

ちょっと血圧が低めだ．顔色は青白いが，全身状態はsickではない．おそらく失神したときに血圧が下がって一時的に顔色不良になっているのだろう．低血圧と徐脈とすると，ますます心原性の失神が考えやすい（血管迷走神経反射でもよいが…）．心尖部に最強点を有する収縮期逆流性雑音は，**僧帽弁閉鎖不全症**（**MR：mitral regurgitation**）でよいだろう．MRでも後尖の障害であれば背部ではなく，頸部に放散することもあるから所見には合致する．下壁梗塞により乳頭筋の虚血をきたし，MRを起こして僧帽弁逆流を発症したとしてもよいだろう．心拡大による弁輪の拡大や僧帽弁逸脱もMRの原因として挙げておこう．

いずれにしても，このMRは元々あったものなのか，今回発症したものかで原因が大きく異なるが，これ以上のことは現時点ではわからない．

検査　やっと検査結果が戻ってきた

- WBC 5,500/μL，RBC 356×10⁴/μL，Hb 11.3 g/dL，Ht 35.1％，Plt 16.7×10⁴/μL，CRP 0.07 mg/dL，BUN 18.4 mg/dL，Cre 0.8 mg/dL，Na 147 mEq/L，K 4.0 mEq/L，Cl 109 mEq/L，CK 58 IU/L，CK-MB 17 IU/L，LDH 247 IU/L，ALT 17 IU/L，AST 12 IU/L，BS 143 mg/mL（食後）
- 動脈血液ガス：（酸素3 L；救急隊到着直後）
  pH 7.380，PaCO$_2$ 45.6 Torr，PaO$_2$ 260.5 Torr，HCO$_3^-$ 26.5 mmHg
- 胸部X線検査：CTR 45％．浸潤影なし．胸水なし．肺紋理の異常なし．大血管の拡大なし．

検査結果をどう解釈する？　次の対応は？

　胸部X線，動脈血液ガスで異常はなかった．急性の心不全や肺塞栓のようなクリティカルなものはないということでよい．

　さて，この血液検査データから何が言えるだろうか．**心筋梗塞ならばワコール（WBC → CK → GOT → LDH）の順番に異常値になる**ことはよく知られているが，どれも上昇していない．心筋梗塞は否定的か？　しかし，まだ発症から1時間しかたってないから，これから上昇してくる可能性もないとはいえない．ACSを完全には否定できないが，血液検査後の事後確率は少なくとも上昇はしなかった．やはり治療閾値，すなわち，ここでは循環器病院への転送，は超えていない．

　緊急性の状況は少し低くなったように思う．念のために心電図のフォローは続けるべきだ．

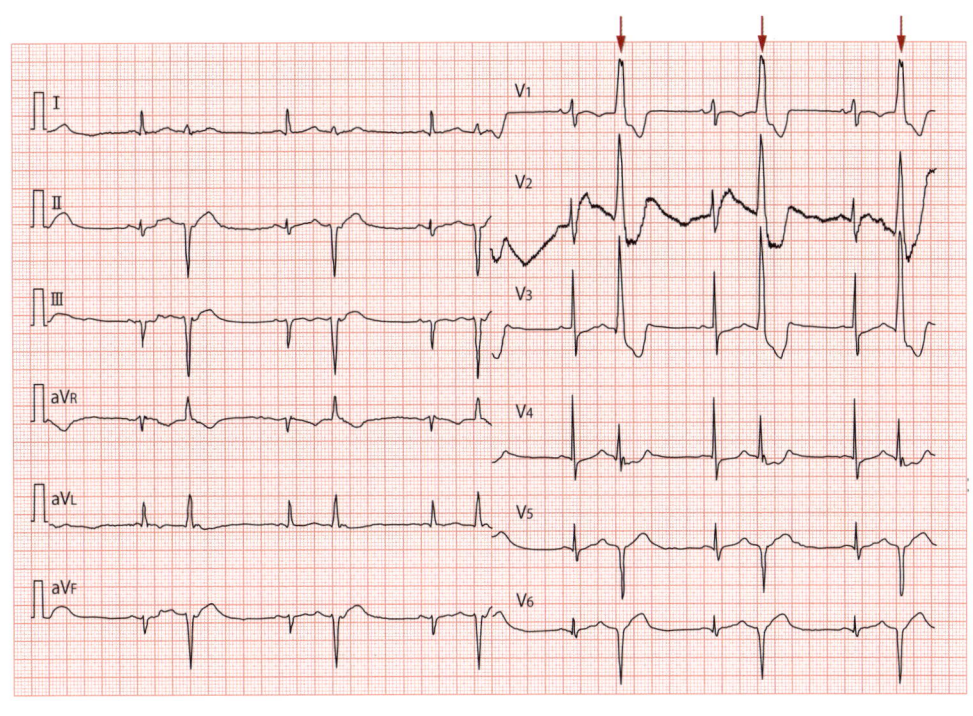

図2　1時間後の心電図

2回目の心電図をどう解釈する？ そして次にすべきことは？

　2段脈だ（図2➡）．何もあわてることはないが，やはり心臓に何か起きていると考えてよいのではないだろうか？ 先ほどみられていたⅡ，Ⅲ，aVfのなだらかなST上昇はみられなくなっている．経過中に急速に心電図が変化している？ 一過性の心筋虚血があったのか？

　僧帽弁逆流はありそうだから，心エコー検査だけはやっておいた方がよいだろう．なんらかの心機能の低下による脳血流低下による失神，というストーリーなら心エコーで診断できるだろう．

心エコー検査

（ややエコー難にて下記は参考値）
　左室拡張末期径46 mm，左室収縮終期径10 mm，EF 83.3％，左室内径短縮径44.9％，E/A 0.60，MR severe，TR mild，左室壁運動は良好．

4.動悸がして倒れたんです… **75**

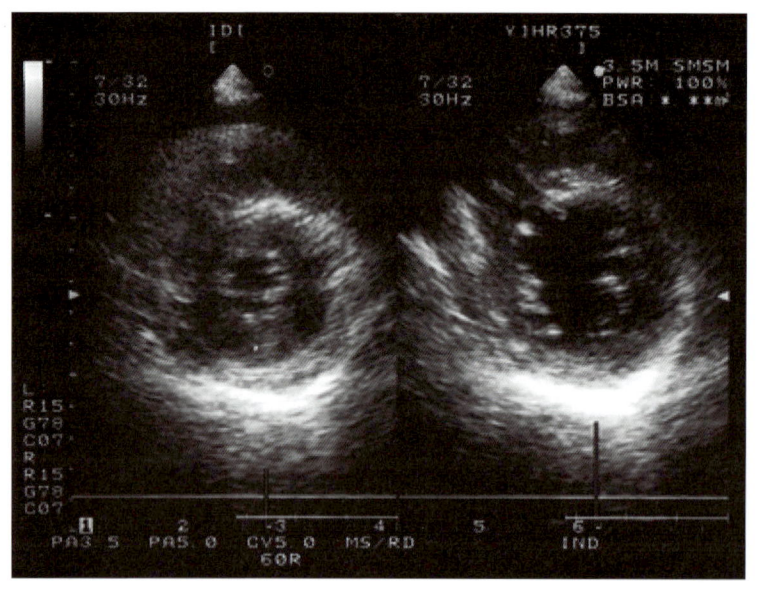

図3　心エコー

心エコーをどう解釈するか？　次にどうするか？

　やはりMRは間違いなかった．しかし，左室の壁運動は良好で（図3），失神をきたすような病態は考えにくい．心筋梗塞でMRをきたしているということはなさそうだ．計測値は参考とはいえ，高齢者にしては**EFが高すぎる**．これは有意なのだろうか？ エコー難だったから気にしなくてよいかもしれない．いずれにせよ，心エコーにより，失神の原因として心機能低下の病態は否定できた．

　不整脈による失神は，12誘導心電図だけでは否定できない．心電図の変化は気になるので，一晩入院して心電図をモニターしながら状態を経過観察することとしよう．

　明日朝，再度，身体診察と心電図検査をしよう．心筋梗塞は否定的だが，念のため心筋逸脱酵素も再度チェックをしておこう．そのときはトロポニンも測定しておくとしよう．今回は胸痛はないが，もし胸痛があって心筋梗塞が疑われるようなときには，発症後6時間のトロポニンが陰性であればACSを否定できると抄読会で勉強した．トロポニンが陰性ならさらに安心できる．

　なにはともあれ，夜中に循環器病院に転送するという，事態にならなくてよかった…．

経過　入院後の経過

　夜間は胸部症状，その他の自覚症状はなく経過した．また，モニター心電図上はPVC（premature ventricular contraction：心室性期外収縮）の散発を認めるのみであった．

翌日改めて身体診察を行ったが，聴診上もＭＲの所見の変化はなく，胸部に副雑音の出現もなく，頸動脈の怒張・下腿浮腫の心不全症状もなかった．

検査

心電図
散発性のPVCを認めるのみでST・Tの変化はない．

血液検査
WBC 6,100/μL, RBC 328×10⁴/μL, Hb 10.3 g/dL, Ht 32.2％, Plt 15.9×10⁴/μL, CK 243 IU/L, CK-MB 41 IU/L, LDH 208 IU/L, ALT 13 IU/L, AST 34 IU/L, トロポニンI 7.02（正常値0〜0.06 ng/mL）

血液検査をどう解釈する？ そして次の対応は？

CK，CK-MBがごく軽度上昇している．これは有意な所見と考えるべきか？心筋梗塞と考えるにはCKの上昇があまりに軽度すぎるが，ごく狭い範囲の梗塞としても悪くはない．もしかすると，心筋炎などの何らかの別の心筋障害？しかし，その場合，心エコー検査で壁運動は正常でよいのだろうか？

トロポニンは陽性だった．すでに発症後12時間近く経過している．心筋梗塞を心筋逸脱酵素で診断するには十分な時間が経過している．昨日の心エコーでは壁運動は良好であったから心筋梗塞とは言い難い．それならやはり，トロポニン陽性が意味するのは，何らか別の心筋障害ということだろうか．

問題を整理してみよう．

・高齢女性	・失神	・心エコーにて心機能正常
・疲れ（？）	・低血圧，徐脈	・僧帽弁閉鎖不全症（急性？ 慢性？）
・動悸	・非特異的心電図変化	・心筋逸脱酵素の上昇

これらを説明できる病態は何なのか？何らかの心筋障害があるということまではよさそうだが，これ以上の鑑別診断は難しい．循環器病院に転送し，専門医の判断を仰ぐことにしよう．

経過 その後の経過：転送先からの返信と考察

診断：**たこつぼ心筋症**（図4）

診断理由：心臓カテーテル検査で，冠動脈に有意狭窄なく，左室造影で心基部の壁運動は良好であったが，心尖部を中心としてセグメント2，3，4で著名な壁運動の低下を認めた（ちなみに，循環器病院での心エコー検査でも僧帽弁逆流以外の異常は検出されず，壁運動の低下は検出できなかった）．

経過：数日間の安静の後，心機能は改善し退院した．

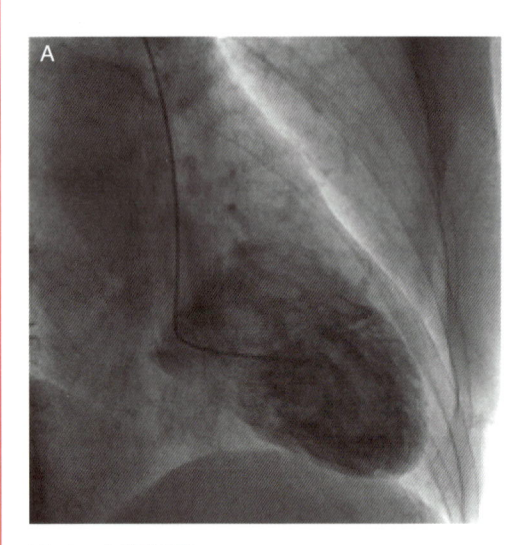

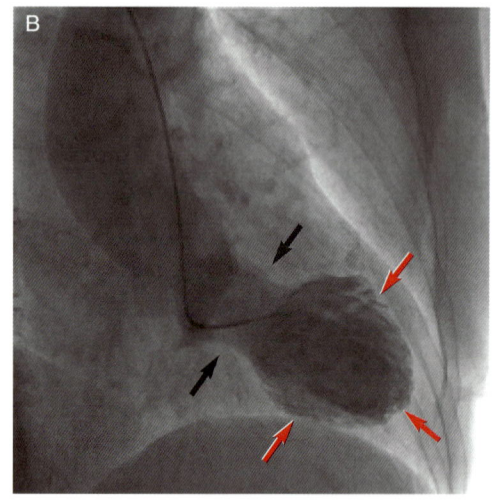

図4　左室造影
A：拡張末期　B：収縮末期
心尖部を中心に前壁，下壁の収縮が低下しているが（━▶），心基部の収縮は保たれている（━▶）．

経過をどう考えるか？

なるほどそれならばすべての話が合う．著明な左心室の壁運動低下のために心拍出量の低下をきたし，失神を起こしたのだ．

たこつぼ心筋症（transient left ventricular apical ballooning syndrome）は，

① 発症経過は急性心筋梗塞に類似し，
② 急性期には左室心尖部を中心とした風船状の壁運動低下と心基部の過収縮を認めるものの，
③ この左室壁運動異常は急性心筋梗塞の病態とは異なり，1つの冠動脈支配領域では説明しがたく，
④ しかもその急性期においても冠動脈には狭窄病変を認めない，
⑤ そしてこの特徴的な左室収縮異常は数日の経過で正常化する

と定義されている．

多くの報告では，胸痛や呼吸困難，失神とともに生じ，心電図でST上昇やT波変化を伴うQTの延長を伴い，壁運動には釣り合わない程度の心筋マーカーの上昇を伴うとされている．この疾患は，閉経後の女性で急性の感情的なストレス後に生じることが多く，肺水腫や重篤な左心不全を起こさない限り予後は概ね良好のようである．この患者さんでは，介護のストレスが関与していた可能性も否定できない．

本例においては，心エコーでは診断をつけることができなかったが，これはどう考えるべきだろう？ 心基部付近の良好な収縮に安心し，心尖部の収縮低下を十分に評価できていなかったのかもしれない．心尖部からの長軸断面でも正常収縮に見えたのだが…．今から考えれば過収縮であったとも思われるEFの高値を無視してしまっていた．エコー難であったので参考値として片付けてしまったが，この過収縮の所見を再評価すべきだったのだ．**確証バイアス**（confirmation bias）に陥っていたのかもしれない[3]．しかし，循環器専門医でも心エコーでは診断がつかなかったのだから，あの時点での心エコーでは典型的な病像を検出できないケースだったのかもしれない．

今回の病態を総合内科でたこつぼ心筋症と診断することは困難だったかもしれない．**no fault error**（過失のない誤診）としてもよいのかもしれない．

---

[3] 仮説を棄却するような反証的な根拠よりも，仮説を支持するような確証的な根拠を探そうとする傾向．

最終診断

たこつぼ心筋症による失神

今回の教訓

- 失神の鑑別診断の際には，まずは最悪のケース（ワースト・ケース・シナリオ）として，心疾患を念頭におく
- 診療の状況（診療の時間帯や地域特性）により治療閾値（今回は転送のタイミング）は異なる
- 意外な検査の結果（今回は心エコーで過収縮があったこと）を，無視しない．確証バイアスに注意
- no fault error（過失のない誤診）もときに起こりうるが，特殊検査（今回は心臓カテーテル）なしでも正確な診断の近くまでは迫れる

Dr. Miyata の 一言メモ

ベイズの定理，治療閾値を意識して診断，治療決断をしていこう

　熟練医は，（無意識に）**ベイズの定理**を利用して診断，治療決断を行っています．つまり，①事前確率を見積もり，②それに検査結果を重ね合わせて事後確率を算定し，③その値を治療閾値と照らし合わせて次の行動をとる，のです．この際に，検査の特性（感度，特異度）により事後確率は異なり，また**治療閾値**も疾患や診療セッティングにより異なってきます．

　これらの過程を常に意識することで，1つの検査結果で短絡的に決断し，次の行動を誤るということを防ぎやすくなります．

参考文献

1) 佐藤 光, 他：多枝 spasm により特異な左室造影「ツボ型」を呈した stunned myocardium.「臨床から見た心筋細胞障害」（児玉和久 ほか 編），科学評論社，pp.56-64，1990
2) Bybee, K. A., et al.：Systematic review：Transient left ventricular apical ballooning：A syndrome that mimics ST segment elevation myocardial infarction. Ann Intern Med, 141：858-865, 2004
3) Kawai, S., et al.：Guidelines for diagnosis of takotsubo (ampulla) cardiomyopathy. Circ J, 71：990-992, 2007

case 5 髄膜炎は治ったんですが，また発熱して頸のリンパ節が腫れたんです…

大友 元

症例

　20歳男性．入院4週間前より38〜39℃台の発熱・咽頭痛・頸部痛を生じ，市販の感冒薬を内服した．

　3週間前に近医の内科を受診．頸部リンパ節腫脹があり，消炎鎮痛薬（NSAIDs）を処方された．咽頭痛は改善したが頭痛・嘔吐を生じたため，髄膜炎疑いとして脳神経外科病院に紹介された．髄液採取の結果「ウイルス性髄膜炎」と診断され（細胞数368/μL，単核球87％），補液と消炎鎮痛薬のみで症状が改善し，2週間前に退院した．

　1週間前，発熱・右頸部痛が再燃したため脳神経外科病院を受診したが「髄膜炎ではない」と言われ，再び近医の内科に戻った．頸部リンパ節腫脹と発熱に対し消炎鎮痛薬・抗菌薬（アモキシシリン）が処方されたが改善せず，当院耳鼻科に紹介となり，抗菌薬（フロモキセフ）点滴開始の後，内科疾患の精査・加療を目的に当科（総合内科）紹介となった．

　周囲に同様の症状の者はなく，最近の海外旅行歴はない．sexual activityは特定の女性との関係のみ．室内犬を飼っている．介護福祉士の専門学校に通っている．既往歴は幼少時に気管支喘息での入院歴，アトピーがあるのみ．

病歴からまずどう考える？　〜総合内科医の頭の中

　1カ月前にウイルス性髄膜炎を起こした若い男性が，1週間前からの発熱と頸部リンパ節腫脹を起こしている．発熱，頸部リンパ節腫脹，つい最近の髄膜炎は関連したものなのだろうか，それとも全く別の原因によるものなのだろうか．一般的には，2つ以上の症状や所見は1つの原因によって生じていると考えてアプローチするのが基本だな．髄膜炎，発熱，リンパ節腫脹をきたす疾患を考えていこう．

　まずは感染性疾患．髄膜炎はリンパ球優位で2週間の経過で改善しているので，**結核性**や**真菌性**などは考えにくい．対症療法で改善していることを考えると，やはりウイルス性髄膜炎でよいのだろう．リンパ節腫脹とあわせて考えると，**EBウイルス**，**サイトメガロウイルス**などが挙がるが，**HIVウイルス**も忘れてはいけないだろう．**ヒトヘルペスウイルス8型**による**Castleman症候群**を挙げてもよいかもしれないが髄膜炎は起こさないだろう．そのほかの鑑別疾患として，犬と濃厚なコンタクトがあれば，可能性は低いが**Q熱**や

猫引っかき病が挙がるな．猫引っかき病は，犬でも稀にノミを介して起こすのだ．Q熱は発熱と無菌性髄膜炎を起こし得るが，著明なリンパ節腫脹は考えにくいな．**トキソプラズマ**は初感染で稀に自然軽快するリンパ節炎を起こすけど，普通は髄膜炎ではなく脳炎を起こすだろうから，ちょっと考えにくい．

　やはりウイルス性髄膜炎が最も可能性が高いのだろうが，髄膜炎改善後に再び症状を起こしてきているのが気にかかる．ウイルス性髄膜炎以外の鑑別診断も挙げておくべきだ．髄膜炎とともにさまざまな症状をきたす非感染性疾患を考えてみよう．髄膜炎あるいは髄液異常と発熱，リンパ節腫脹を伴う疾患としては，**SLE**（systemic lupus erythematosus：全身性エリテマトーデス）を中心とした膠原病ははずせないだろう．**悪性リンパ腫**，**転移性腫瘍**などの腫瘍性疾患も忘れてはならない．しかし髄膜炎が対症療法のみで軽快していることを考えると，これらの悪性疾患の可能性は低いと考えてよいだろう．このケースでは，非感染性疾患のうち，自然軽快するものを考えなければならないのだ．発熱と頸部リンパ節腫脹なら**菊池病**や**成人スティル病**が考えやすい．しかし，これらは髄膜炎と関連があるのだろうか．

診察　身体所見をみてみよう

　意識清明でsickではない．血圧115/60，脈拍105/分・整，体温38.5℃，呼吸数18/分．眼球結膜に貧血・黄疸なし．口腔内に複数の未治療う歯．左右の顎下・後頸・深頸リンパ節腫脹があり，これらは表面平滑で楕円形・弾性硬・圧痛があり，右に著明で10～15 mm大．後部硬直なし．jolt accentuationなし．呼吸音に異常なし．心雑音は聴取せず．肋骨弓下に肝触知せず．脾腫なし．腋窩リンパ節腫脹なし．右鼠径リンパ節は20 mmで楕円形・平滑・弾性硬・圧痛あり．両膝関節と左仙腸関節に圧痛．両上肢には古い犬咬傷の痕が多数（発赤腫脹なし）．皮疹なし．

身体所見から考えられることは？

　発熱と脈拍は正常の反応を示している．比較的徐脈[※1]はない．もし**比較的徐脈**があるとすると，鑑別疾患としては，**レジオネラ・オウム病・腸チフス・サルモネラ・ブルセラ**などが挙がる．比較的徐脈がないからといってこれらをすべて否定することはできないが，これらの可能性はまずは低いといってよいだろう．

　未治療のう歯はリンパ節炎を起こしうるが，通常はもっと口腔内の症状があるだろうし，リンパ節腫脹はもっと限局性であるはずだ．う歯と発熱ときたら**感染性心内膜炎**だが，感染性心内膜炎で広範なリンパ節腫脹は起きるだろうか．また，心雑音も聴取せず，特徴的な塞栓症状もない．感染性心内膜炎の可能性も低いと考えておいてよいだろう．ただし，

感染性心内膜炎はなかなか診断の難しい疾患だ．鑑別診断には残しておくべきだ．

リンパ節腫脹は頸部全体と鼠径部だが，癌の転移で有名な**Vilchow（ウィルヒョウ）リンパ節**や**Sister Mary Joseph リンパ節**[※2]は腫れていないようだ．年齢的にもこれらは考えにくい．圧痛があるので悪性腫瘍の転移よりは，感染症も含めた炎症性疾患を考えるのがよいだろう．

EB ウイルスやサイトメガロウイルスなどで起こる肝脾腫はなさそうだ．しかしこれらの疾患を病歴と身体診察だけで完全に否定することはできない．

関節の圧痛はあるが腫脹・発赤がなく，関節炎は起こしていないようだ．ウイルス感染やその他の炎症性疾患で，非特異的な関節炎が起こっているとしてもよいかもしれない．

犬に咬まれた傷があるが，かなり古いものであり，今回のエピソードと関係ないように思える．

身体所見を合わせて考えると，やはり細菌感染症や悪性腫瘍は考えにくいな．感染性疾患ならウイルス性，炎症性疾患なら経過が変動する可能性のある膠原病，自然軽快する菊池病，成人スティル病といったところが残るだろう．悪性リンパ腫はその疾患の重症度から考えて，完全に否定するのは危険だ．

ここまでの鑑別疾患を整理してみよう．

ウイルス性疾患	：EB，サイトメガロ，HIV
膠原病	：SLE
悪性腫瘍	：悪性リンパ腫
その他	：菊池病，成人スティル病
（念のため感染性心内膜炎は残しておく）	

これらを頭に入れたうえで，一般的な血液検査を行おう．

※1　**比較的徐脈**：発熱に伴う心拍数の上昇で，体温1℃上昇あたり約10/分の脈拍が増加する．この脈拍増加が小さい場合を比較的徐脈という．

※2　**Sister Mary Joseph リンパ節**：腹腔内や骨盤腔内の悪性腫瘍で転移する臍周囲のリンパ節．Dr. William Mayo のもとで働いていた Sister Mary Joseph が，術前準備の際に，このリンパ節腫脹があると悪性腫瘍が多いことに気づき，彼女の名前が記された．

検査　入院時ルーチン検査を行う

WBC 4,300/μL（Neutro seg 78％，St 6％，Lym 13％，atypical Lym 1％），Hb 13.9g/dL，Ht 39.5％，Plt 14.0×10^4/μL，AST 24 IU/L，ALT 17 IU/L，LDH 328

IU/L，TP 8.0 g/dL，Na 134 mEq/L，K 4.6 mEq/L，Cl 99 mEq/L，BUN 9.8 mg/dL，Cre 0.9 mg/dL，CRP 4.7 mg/dL，ESR 60 mm/1h

胸腹部単純X線：異常なし，心電図：異常なし

検査結果から考えられることは？

　入院時ルーチン検査で今までに挙げた鑑別診断が絞れるだろうか．成人スティル病では白血球の上昇が診断基準の項目に入っているが，そのほかの条件が満たされて診断に至ることもあるため，白血球が正常だからといって否定はできない．CRPや赤沈（ESR）は非特異的な炎症のマーカーである．LDHの上昇は悪性リンパ腫で認められるが，特異的ではない．異型リンパ球が出ており，EBウイルスなどの**伝染性単核球症様症候群**を疑わせるが，ほかの疾患で出現してもおかしくない．肝酵素が上がっていないが，EBウイルス感染で肝酵素が上がらないこともある．

　入院時ルーチン検査では，炎症があるということはわかったが，結局のところ鑑別疾患を絞り込むことはできないな．外注に出す特殊なものを含めてさらなる検査が必要だ．

　比較的元気だし細菌感染症は考えにくいので，抗菌薬は中止して血液培養をとって臨床経過をみることにしよう．EBウイルスやサイトメガロウイルスの抗体，膠原病に関して抗核抗体，悪性リンパ腫に関して可溶性IL-2受容体抗体，それから成人スティル病の参考検査としてフェリチンをとっておこう．HIV抗体検査はどうしよう．明らかなセクシャル・コンタクトはなさそうだから，診断が行き詰まった時点で本人と相談して検査するかどうかを決めよう．

　画像診断としては，頸部リンパ節腫脹の評価のために頸部CTを行おう．また，可能性は高いとは考えていないが，悪性リンパ腫も鑑別には入れているから，腹腔内のリンパ節腫脹の有無や肝脾腫をみるために腹部CTは必要だな．それから念のため，可能性は低いが感染性心内膜炎の除外はしておこう．感染性心内膜炎は，疑わないと診断しにくい疾患のひとつだ．原因不明の発熱のときには，常に考えておきたい．心エコーで疣贅の有無の確認だ．疣贅がなかったとしても，もし逆流がみられれば感染性心内膜炎はあり得るだろう．

経過　入院後経過と追加検査の結果

　発熱時にアセトアミノフェン400 mg頓用のみにて経過を追うと，38〜39℃台の熱が継続している．熱はアセトアミノフェンで37℃ぐらいには下がる．また，自然にそこまで下がることもある．発熱は続いているが比較的全身状態は良好であり，熱が低めのとき

には院外にたばこを吸いに行く元気もある．
　EB-VCA IgM 陰性・IgG×80，EBNA×40，CMV IgM 陰性・IgG（＋），RF（リウマトイド因子）陰性，ANA（抗核抗体）陰性，フェリチン 386 ng/mL，可溶性IL-2受容体抗体 863 U/mL．
　血液培養2セット，2回とも陰性（抗菌薬中止後4日後）．
　頸部ＣＴ：両側深頸・後頸リンパ節腫脹（右に著明）（図1）．
　腹部ＣＴ：腹腔内リンパ節腫脹なし，軽度脾腫．
　心エコー：逆流なし，疣贅なし．

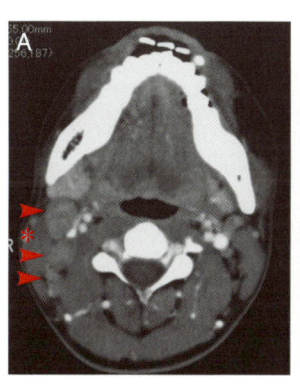

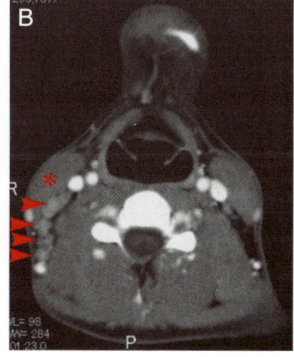

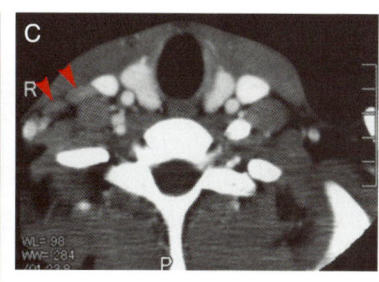

図1　頸部造影CT
　　Ａ）右胸鎖乳突筋（＊）の内側に10～15 mm大のリンパ節腫大（▶）を認める．Ｂ）右胸鎖乳突筋（＊）内側から後方に数珠状にリンパ節の腫大（▶）を認める．Ｃ）右鎖骨上リンパ節の腫脹（▶）を認める．

経過と追加検査の結果からどう考える？

　EBウイルスもサイトメガロウイルスもすべて既感染パターンだ．伝染性単核球症は否定的になった．感度の高い抗核抗体検査が陰性なので，SLEも否定的だ．フェリチンは成人スティル病で高値となりやすいが，必須項目ではない．可溶性IL-2受容体抗体は上昇しているが，それほど高くなく微妙だ．この程度なら特異的とはいえない．血液培養は合計4セットとったがすべて陰性だし，心エコーで感染性心内膜炎の原因になる逆流もない．感染性心内膜炎は，まずは否定的と考えてよいだろう．
　悪性リンパ腫は最後まで完全には否定できない．菊池病はあり得るが髄膜炎の合併はどうか．
　あとは成人スティル病だが，患者さんが元気で感染症らしくない高熱が続いていることを考えると，だいぶ疑わしいように思える．これがもっとも可能性が高いか？　次が菊池病，そしてずいぶん可能性は低いとは考えるが最後が悪性リンパ腫．いずれにしても，一番しっくりこないのが，髄膜炎の既往なのだが…．

　まずは成人スティル病の診断基準をみてみよう[1]．

> <大項目>
> 1）39℃以上の発熱が1週間以上続く
> 2）関節症状が2週間以上続く
> 3）定型的な皮膚発疹（サーモンピンク状）
> 4）80％以上の好中球増加を伴う白血球増多（10,000/μL以上）
>
> <小項目>
> ① 咽頭痛
> ② リンパ節腫脹あるいは脾腫
> ③ 肝機能障害
> ④ リウマトイド因子陰性および抗核抗体陰性
>
> 【除外項目】
> Ⅰ．感染症（特に敗血症，伝染性単核球症）
> Ⅱ．悪性腫瘍（特に悪性リンパ腫）
> Ⅲ．膠原病（特に結節性多発動脈炎，悪性関節リウマチ）
>
> 【判定】
> 2項目以上の大項目を含む総項目数5項目以上で成人スティル病と分類される．
> ただし除外項目は除く．

　このうち大項目では発熱，関節炎が，小項目では咽頭痛，リンパ節腫脹，肝機能異常（ALT/AST and/or LDH上昇），RF/ANA陰性が当てはまっている．難しいのは各疾患を除外していくことである．ほぼ完全に除外できた項目は，感染症のみか．ほかに症状がないことと抗核抗体が陰性であることから，膠原病は考えにくいが，結節性多発動脈炎や悪性関節リウマチが完全に否定できているわけではない．

　比較的全身状態は良好なので，成人スティル病の診断でステロイド治療，と即断しないで，もう少しアセトアミノフェンだけで経過観察してみよう．

経過 その後の経過

第7病日，全身に軽度膨隆し，融合傾向のある赤色皮疹が出現した（図2，3）（痒感なし）．

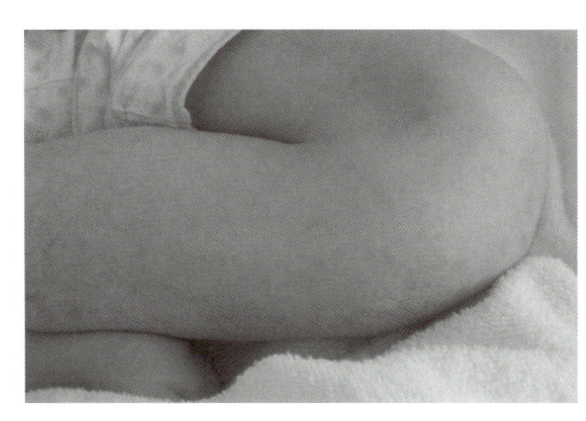

図2　左脚に赤色皮疹
巻頭カラー図2参照

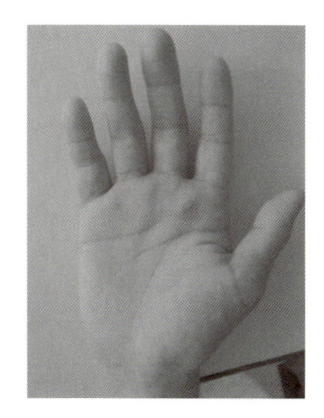

図3　右手掌に赤色皮疹
巻頭カラー図3参照

経過から考えた疾患は？

おおっ，これはまさに成人スティル病の**サーモンピンク疹**ではないか．これでますます成人スティル病の診断に近づいた．文献を調べると成人スティル病で髄液の所見が出ることがあるらしい[1]．これで決まりでもよいかな．

しかしちょっと待てよ．成人スティル病は，不明熱など発熱を主症状としてやってくる印象が強いが，このケースは発熱はあるが，主症状は頸部リンパ節腫脹だ．典型的な成人スティル病のパターンとは言えないだろう．**ワースト・ケース・シナリオ**として，疾患の重症度と治療可能性を考えると，悪性リンパ腫は否定しておきたいところだ．

診断の第一は，成人スティル病，除外診断の第一がリンパ腫．よし，患者さんと相談してリンパ節生検をして悪性リンパ腫の否定だ．そのうえで，成人スティル病として治療しよう．

検査 追加検査

悪性リンパ腫の除外診断のため，外科へ依頼して右後頸部リンパ節を生検．
病理部からの結果：
【所見】
・胚中心はないが，非常に多くのtingible body macrophageがある．

・傍皮質領域に広く巣状に壊死がみられ，核破砕物が多くの組織球に貪食される（図4 →）．
　→組織像は菊池・藤本病．
【組織学的診断】
・組織球性壊死性リンパ節炎

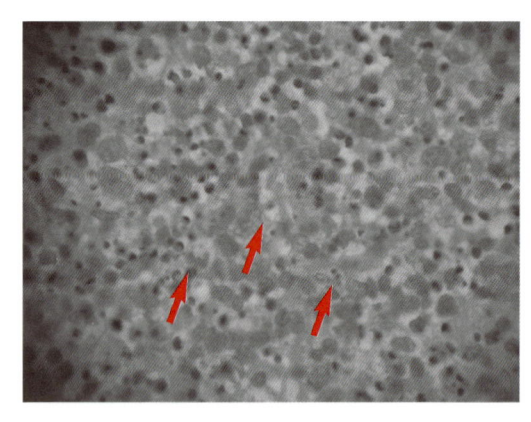

図4　組織検査の結果
黒色の核破砕物を組織球（淡いピンク色）が貪食（→）．巻頭カラー図4参照

組織検査によりわかったことは…

なんと診断は組織急性壊死性リンパ節炎，つまり菊池病だった．菊池病で髄膜炎を併発するのだろうか．調べてみると，症例数は少ないが報告がある[2]．また，皮疹が出ることもあるらしい[3]．

経過　最終経過

NSAIDs投与後は発熱はなく，その他の症状の出現もなかった．退院して外来で経過を追うことになった．

最終診断
組織球性壊死性リンパ節炎（菊池病）

本症例をふり返って

菊池病は，組織球性壊死性リンパ節炎，菊池・藤本病，亜急性壊死性リンパ節炎とも呼

ばれる疾患だ．EB ウイルスをはじめとするウイルス感染などが誘因と考えられているが，詳細は解明されていない．

典型的な症例では，生来健康な若い女性が発熱と頸部リンパ節腫脹で来院し，数週間から数カ月の経過で軽快する．随伴する症状は多岐にわたっていて，関節痛・皮疹・肝脾腫・嘔気嘔吐・下痢など全身症状を呈し，各種検査では白血球減少・貧血・赤沈亢進を示す．また，稀だが，**無菌性髄膜炎**や**甲状腺炎**を起こすこともある．鑑別疾患として第一に挙がるのは，各種のウイルス疾患だが，治療・予後判定を考えると，重要なのは悪性リンパ腫とSLEだ．経過観察してすみやかに症状が消失すればよいが，経過が遷延すればリンパ節生検で確定診断するしかない[4]．

本例は発熱・リンパ節腫脹で発症し，無菌性髄膜炎を起こした後に軽快した．しかし症状が再燃し，しかも皮疹を生じた．無菌性髄膜炎と皮疹のために，診断へのアプローチが複雑になってしまった．それにしても，なぜ成人スティル病を第一に考えてしまったのだろう？ さまざまな所見の重み付けをせず，所見をそのままスティル病の診断基準に当てはめてしまったと言えるかもしれない．そもそも成人スティル病の診断基準を真っ先にもち出してきたのはなぜだろう？ そうだ，この半年で2例の成人スティル病であった不明熱の患者さんを診たことがあったからかもしれない．発熱と有痛性頸部リンパ節腫脹として鑑別を進めたなら，菊池病が鑑別の第一に挙がっていただろう．

悪性リンパ腫を最後まで捨て切れなかったので，リンパ節生検をしたことで確定診断に至ったが，生検をしていなかったらどうなっていただろう．臨床的に成人スティル病と診断しステロイドを導入しても結果的に症状は改善したと思われるが，不要なステロイド治療を長期間続けることになっていたかもしれない．あやうく誤診してしまうところだった．

今回の教訓

- 所見に重み付けをして鑑別診断を考えていくこと
- 典型的なケースでなければ，常に別な鑑別診断を挙げておくこと
- 診断の確信度が低ければ，積極的に組織検査をすること．Tissue is the issue
- 得られた所見はあくまで一元的に考え，典型例から逸れた所見があっても文献検索などでその一元性を確認すること

Dr. Miyata の 一言メモ

availability bias（利用可能性バイアス）とconfirmation bias（確証バイアス）に注意しよう！

　最近経験した疾患や印象深い疾患は，鑑別診断のときに心に浮かびやすくなってしまいます．これを **availability bias** と言います．今回は，成人スティル病と菊池病にまで鑑別診断を絞ってきたのですが，最後の詰めのところで，最近続けて経験していたスティル病の方に重きをおいて思考過程を進めてしまいました．

　また，一度，ある疾患を中心に考え始めると，反証的な根拠よりも仮説を支持する確証的な証拠を探そうとする心理機構が働きやすくなります．これを **confirmation bias** と言い，今回は，出現した皮疹をスティル病にすぐに結びつけてしまいました．得られた所見を常に冷静に評価していくことはなかなか難しいので，注意が必要ですね．

参考文献

1) Yamaguchi, M., et al. : the preliminary criteria for a classification of Adult Still's disease. J Rheumatol, 19 : 424, 1992
2) Sato, Y., et al. : Histiocytic necrotizing lymphadenitis (Kikuchi's disease) with aseptic menintigis. J Neurol Sci, 163 : 187-191, 1999
3) Yasukawa, K., et al. : Kikuchi's disease and the skin : case report and review of the literature. Br J Dermatol, 144 : 885-889, 2001
4) Kikuchi's disease. UpToDate® Ver.17.1

case 6 突然熱が出て，全身が痛いんです…

濱田修平

症例

64歳男性．発熱と全身の痛みを訴えて午後の総合内科外来を受診した．診察室には車椅子で入室し，苦悶の表情であった．

前日夜に右手関節の疼痛を感じていたが，その他には症状はなく，普段どおり就寝した．受診当日の朝，全身の疼痛のためベッドから起き上がれず，妻に起こしてもらって何とか座ることができた．体に熱感があったため，体温を測ると38.5℃であった．単なる疲労と考えて午前中は様子をみていたが，午後に入り手関節，膝関節が赤く腫れ，右手で箸を持つこともできなくなったため，妻に連れられ受診となった．

現在の症状を聞くと，両肩が痛くて腕が挙がらない，右手首が痛くて箸が持てない，膝が痛くて立てない，腰が痛くて横になっていた方が楽だ，とのこと．

生来健康で，通院歴はなし．処方薬はなく，市販薬も内服なし．家族歴は特になし．飲酒は1日ビール350 mL 1缶．喫煙は1日5本を40年間．仕事は空き缶回収・資源再生工場で空き缶つぶしをしている．仕事中にけがをした記憶はない．海外旅行歴やペットの飼育歴はなし．最近温泉旅行に出かけたことはない．山のなかに入って山菜取りをしたこともない．動物に咬まれたり，虫に刺されたことはない．最近の性交渉歴はない．歯科での最近の治療歴はない．

病歴からまずどう考える？ 〜総合内科医の頭の中
第一印象でクイック診断

前日の夕方まで何ともなかった人が，翌日には全身の疼痛と発熱で動けなくなる，という急性のエピソードは非常に特異であるため，鑑別疾患を絞ることのできる病歴だ．全身が痛くて動けない，とはいったいどの部分が痛くて動けないのか．関節や筋肉，骨などに多発性に疼痛を生じていることを意味している可能性が高い．さらに発熱を伴っていることから急性の炎症が生じたと考えることができる．急性の発熱となると特に感染症が筆頭に挙がるだろう．

全身の疼痛が関節痛のために生じているのであれば，ウイルス，細菌による関節炎が考えられるが，多発性に生じる**結晶誘発性関節炎**も否定できない．**関節リウマチ**や**膠原病**による関節炎，さらに**血管炎**による関節痛は，このような急激な経過をとる可能性は低いと考えられる．普通は日の単位で徐々に生じてくると考えられ，少なくとも今まで元気だっ

た人が数時間のうちに体が動けなくなるほどの関節痛と発熱が生じるとは考えにくい．成人スチル病は発熱と急性の関節痛を起こすが，体が動かないほどの強い関節痛を起こすだろうか．

　筋肉の疼痛はどうか．インフルエンザウイルスなどによるウイルス感染症ではしばしば発熱を伴って強い筋肉痛を生じる．一方，非感染症疾患では動けなくなるほどの強い筋肉痛を起こすことは考えにくい．例えば膠原病の**多発筋炎**は，筋痛をあまり伴わない筋力低下で発症することが多い．**リウマチ性多発筋痛症**は稀に急性発症を起こすことがあるようだ．HMGCoA還元酵素阻害薬を代表とする**薬剤性の横紋筋融解症**は鑑別に入るが，病歴で内服歴がない．運動後の筋肉痛により翌日体が動かなくなることがあるが，病歴でわかるし，高熱は出ない．

　骨の疼痛はどうか．悪性腫瘍の**骨転移**や**多発性骨髄腫**によるものが考えられるが，このような疾患によって今まで健康だった人に翌日急に骨痛が生じるということは考えにくい．

　したがって病歴から考えられる鑑別疾患は，関節炎ならば**ウイルス性**，**細菌性**，**結晶性**など．経過は典型ではないが，疾患の重要度が高いため**膠原病**も念のために入れておこう．筋痛ならば，**ウイルス感染**がほとんど．稀に**トキシン**（くらげ刺症など），**薬剤**（横紋筋融解），**寄生虫**（トキソカラ症）というところか．骨痛ならば，**ウイルス感染**，**薬剤**，**トキシン**が考えられる．

　可能性の高いものから考えるとすると，**感染性の関節炎**．そして，**結晶誘発性の関節炎**．薬剤性やトキシンは，薬剤摂取歴や生物接触歴がない病歴からは，かなり可能性が低くなる．膠原病も可能性は低いだろう．つまり，**感染性関節炎＞結晶性関節炎＞膠原病（関節リウマチ，リウマチ性多発筋痛症など）**ということになるだろうか…．

　病歴だけである程度あたりはつけられたが，病変が解剖学的にどこにあるのか，が最も重要だ．まずはしっかり身体診察をしてから，じっくりと鑑別診断を絞っていくことにしよう．

診察　身体診察で病変の主座を確認する

　身長175 cm，体重51 kg，体温37.2℃，血圧98/52 mmHg，脈拍75/分・整，呼吸数12/分．見た目はかなり辛そう．Sickな印象．結膜に貧血・黄疸なし．頸部リンパ節腫脹なし．胸部：心音は整で心雑音なし．呼吸音に異常なし．腹部：腹壁は軟で圧痛なし．腸蠕動音は亢進・低下ともにない．鼠径部リンパ節腫大なし．右上腕・左下肢全体に圧痛あり．右手首・両膝関節・左足背に発赤腫脹があり，膝蓋骨は圧迫にて浮動あり．両肩の圧痛あるが腫脹なし．皮膚に発疹，創はなし．

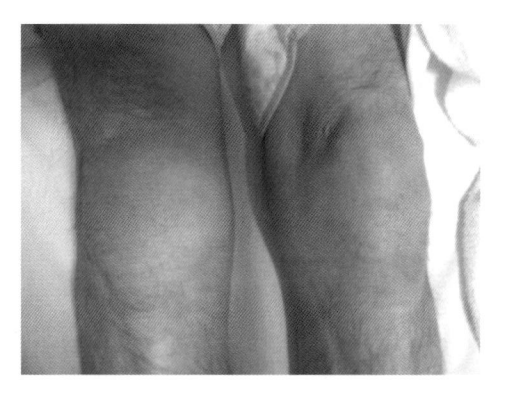

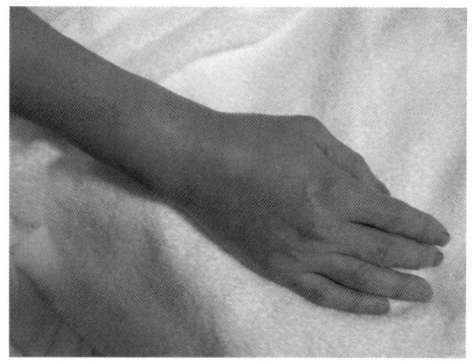

図1 両膝関節，右手首に認められる発赤腫脹
右膝には膝蓋跳動．両膝，右手首には発赤，熱感を伴う．
巻頭カラー図5参照．

身体所見から考えられることは？

　右上腕，左下肢，左足背は関節ではなく，軟部組織の疼痛だ．圧痛はピンポイントで誘発されるものではなく，また，表在性のものでもない．皮膚や腱に病変が限局しているのではないようだ．筋肉あるいは筋膜と考えてよさそうだ．一方で，右手首，両膝は関節に発赤腫脹があり，関節にも病変がありそうだ．筋肉または筋膜の病変と関節の病変の両方を考えなければならないだろうか．あるいは，特に膝関節の病変ははっきりしているので，関節をメインに考え，軟部組織はそれに随伴する症状と考えるのがよいか？

　ここで，病歴と身体診察からキーワードを抜き出して，このケースを単純化して**ワンセンテンス・サマリー**を作ってみよう．患者さんの言葉や病歴を，意味が限定的な言葉，つまりsemantic qualifier（SQ）に置き換え，問題を単純化して表し，**問題表象**を作りあげるのだ．そうすると診断にたどり着きやすくなる．この問題表象に合致する疾患が浮かびやすいというわけだ．

　患者さんは高齢男性．経過は急性だ．肩関節，膝関節，手関節という複数の大関節が侵されている．軟部組織にも症状があるようだ．発熱も伴っている．"**高齢男性に発熱を伴って急性に発症した多発性大関節炎と軟部組織の炎症**"がこのケースの問題表象と言えるだろう．所見のはっきりしているのは関節だから，まずは，関節炎を中心に考え，軟部組織の炎症はそれに合併したものとして考えよう．よし，これで鑑別だ．

　多発関節腫脹の鑑別疾患としては，5つの病態を考えるとよいだろう．

① 変形性関節炎	：変形性関節症，先端巨大症，甲状腺疾患
② 炎症性関節炎	：関節リウマチ，SLE（systemic lupus erythematosus：全身性エリテマトーデス），血友病，乾癬性関節炎，Reiter症候群，強直性脊椎炎，免疫反応，Lyme病，炎症性腸疾患

③ 結晶誘発性関節炎：痛風，偽痛風
④ 敗血症性関節炎
⑤ その他　　　　　：ワクチン関連，薬物の副作用，骨軟化症，過疲労

　このうち，"高齢男性に発熱を伴って急性に発症した多発性大関節炎と軟部組織の炎症"という問題表象に合致するのはどれだろう？ **Reiter症候群，Lyme病，敗血症性関節炎**が考えられるように思う．しかし，海外旅行歴はないし，山林に入ってダニなどの昆虫に刺された既往もなく，詳しく診察したが皮膚所見もなかったのでLyme病の可能性は低い．また，尿道炎を疑わせる症状，尿所見，眼症状はなかったのでReiter症候群も可能性は低い．

　関節炎のなかで緊急性を要するのは**化膿性関節炎**だ．Sickな印象もあるので，全身感染症に伴う化膿性関節炎を第一に念頭において対処するのがよいだろう．そうだ，空き缶回収をして空き缶をつぶしている仕事をしているから，空き缶をつぶしていて自分では気づかないうちに小さな傷がどこかにできて，その傷から感染を起こしたという可能性があるかもしれない．そうすると，蜂窩織炎，化膿性筋炎，壊死性筋膜炎などの軟部組織の症状も一元的に説明できるかもしれない．血行性散布による関節炎，筋炎，筋膜炎ということか？

検査 入院時：ルーチン検査結果を行う

血液検査：WBC 10,600/μL（St 29%，Seg 55%，Lym 11%，mono 5%），RBC 478×10⁴/μL, Hb 15.4 g/dL, Ht 44.4%, Plt 15.3×10⁴/μL, MCV 92.9 fL, PT 85.4%, APTT 43.8秒, Fib 842.3 mg/dL, D-dimer 8.48 μg/mL, AST 62 IU/L, ALT 39 IU/L, LDH 417 IU/L, ALP 229 IU/L, γ-GTP 42 IU/L, ChE 176 IU/L, CK 1,528 IU/L, CK-MB 25.0 IU/L, T-bil 1.22 mg/dL, D-bil 0.41 mg/dL, TP 6.9 g/dL, Alb 3.1 g/dL, Amy 34 IU/L, BUN 40.8 mg/dL, Cr 1.3 mg/dL, UA 5.3 mg/dL, Na 131 mEq/L, K 3.6 mEq/L, Cl 96 mEq/L, Ca 9.0 mg/dL, P 2.8 mg/dL, TG 60 mg/dL, T-CHO 140 mg/dL, LDL-C 79 mg/dL, CRP 37.0 mg/dL, HbA1c 5.2%, BS 114 mg/dL

胸部単純X線：異常なし　腹部単純X線：異常なし
心電図：心拍数78/分，洞調律，ST変化なし

検査結果から考えられることは？ そして次に何を行う？

　左方移動を伴う白血球上昇，CRPの異常高値，CK上昇がある．やはり感染症を考えるべきだろう．軟部組織の症状は筋炎または筋膜炎と考えてよさそうだ．感染症，関節炎，筋炎，筋膜炎，となると，ますます敗血症性の関節炎・筋炎・筋膜炎が疑わしくなってきた．

　全身感染症とすると早期に対応が必要な状態だ．まずは血液培養2セットをとろう．右膝関節は膝蓋骨の浮動があるので関節液の貯留があるはずだ．関節穿刺で性状と起因菌の同定を行おう．

　化膿性関節炎となると関節腔ドレナージの適応も出てくるので，その場合は，整形外科の先生にコンサルトしよう．

検査　**関節液穿刺を行う**

右膝関節穿刺
膿性の関節液．腐敗臭．グラム染色にて連鎖状のグラム陽性球菌多数．

関節液所見から何を考える？

　化膿性関節炎は確定診断できた．化膿性関節炎の機序として考えられるのは，**①関節穿刺や関節内注射による直接的な菌の侵入，②関節周囲の軟部組織や骨組織からの感染の波及，③他の病巣部からの病原菌の血行性播種**，の3つである．膝関節の外科処置はされていないので，①は否定．膝関節の軟部組織や大腿・下腿骨の感染は認めていないので，②も否定．やはり，血行性の散布でよいだろう．外傷歴はなく，明らかな怪我をしたという記憶もないというが，自分では気づかない程の小さな創でも菌の侵入源となり血行性散布を起こすことはあり得る．空き缶の処理中に何らかの創感染を起こしたのかもしれない．また，**感染性心内膜炎**が化膿性関節炎の原因となることも時にあるので，要注意だ．ただし，この患者さんには最近の抜歯歴はなく，心雑音も聴取しなかった．この患者さんでは感染性心内膜炎の可能性は低いだろう．だが，心内膜炎を完全に否定するのは難しい．念のため心エコー検査をして疣贅と逆流の有無を確認しておこう．ただ，心エコーでの疣贅の確認は感度が低いと言われてはいるのだが…．

どう対処する？

　原因検索はもちろん大切だが，まずは治療を急ぎたい．化膿性関節炎の治療が遅れると

関節の破壊が進んでしまう．抗菌薬投与を急ごう．このケースの起因菌は何だろうか？　グラム陰性桿菌は関節液には認められなかったので，化膿性関節炎で重要な起因菌である淋菌は否定的だ．性感染症のリスクに関しても，最近の性交渉歴はないとのことで，淋菌は考えなくてもよいだろう．グラム陽性球菌で化膿性関節炎の原因となり得るものは**黄色ブドウ球菌**，**特にMRSA**，**連鎖球菌（B群，C群，G群）**，**肺炎球菌**だ．グラム染色では連鎖様の所見を認めているため，連鎖球菌が起因菌として可能性は高い．

ところで，連鎖球菌といえば**壊死性筋膜炎**の合併がこわいが，可能性はあるだろうか？　身体診察，血液検査所見では**SIRS**（sytemic inflammatory response syndrome：全身性炎症反応症候群）の状態には至っておらず，安心はできないが現時点では積極的に考えにくい．CKが上昇しているので，筋炎は起こしている．軟部組織の炎症は筋炎の診断だ．今後は，もしかすると筋膜炎の合併もあり得る．さらに壊死性筋膜炎に要注意といったところか．慎重に身体所見，血液検査を追っていく必要はありそうだ．

化膿性関節炎の場合，関節液の持続ドレナージが必要になることが多いが，今回は関節穿刺で右膝関節内の貯留関節液をほぼ排出できたため，持続ドレナージは見送ろう．

抗菌薬点滴治療

連鎖球菌を第一ターゲット，そして肺炎球菌，黄色ブドウ球菌をもカバーする治療を始める．培養で起因菌が判明するまでの間はエンピリックにセフトリアキソンを点滴しよう．シナジー効果を狙ってゲンタマイシンも併用しよう．

```
セフトリアキソン　2 g×2　12時間毎
ゲンタマイシン　120 mg　24時間毎
```

経過　その後（翌日）の経過はどうか？

身体診察：体温37.6℃，呼吸数13/分，血圧104/60 mmHg，脈拍68/分．右足背に新たに腫脹・発赤が出現している．両膝関節，右手首，左足背は腫脹・発赤の程度に大きな変化はみられない．右上腕・左下肢全体の圧痛は半分程度に軽快している．

血液検査：WBC 17,400/μL（St 15%, Seg 72%, Lym 10%, mono 3 %），Hb 11.3 g/dL，Plt 14.7×10^4/μL，CK 324 IU/L，CRP 25.0 mg/dL

心エコー：僧帽弁に疣贅付着なし．EF（ejection fraction：心駆出率）52.6％，Asynergy（壁運動の低下）なし，LVH（left ventricular hypertrophy：左室肥大）なし，逆流なし．

経過からどう判断する？

　軟部組織の炎症所見が右足背に新たに出現しているが，全身状態は良好である．疼痛も軽快している．CKの上昇はみられなかった！筋炎の進行はない，壊死性筋膜炎の合併の可能性は低い，と考えてよいだろう．心エコー所見からは感染性心内膜炎の可能性は高くはないが，確定は血培の結果ですることにしよう．
　抗菌薬による治療はこのまま継続する．

経過　その後の経過

　第4病日に血液培養・関節液培養からG群溶連菌が検出された．感受性検査ではアンピシリンに感受性がある．両膝関節の腫脹・発赤は縮小してきている．

診断を何とする？　治療はどうする？

　起因菌がG群溶連菌と判明した．一般にG群溶連菌は皮膚，咽頭などに常在し，元来病原性は低いとされていたが，近年重篤な感染症の報告が散見されるようになっている．蜂窩織炎，壊死性筋膜炎はその代表である．CT，MRI検査はしなかったので，筋肉，筋膜の炎症がどの程度あったのかはわからないが，このケースも蜂窩織炎，筋膜炎，筋炎をある程度起こしていたと考えられる．身体所見，CKの経過，膝関節液の培養結果，血液培養結果，抗菌薬への反応の経過がそれを支持するだろう．そして原因はおそらく小さな外傷，そこからの菌の侵入により血行性に関節炎，筋炎，筋膜炎，蜂窩織炎を起こしたと考えられる[1,2]．これでこのケースのストーリーは一貫したものになる．
　抗菌薬は起因菌に合わせて狭域のものにしよう．アンピシリンに変更して，十分量・十分な期間投与する．化膿性関節炎に対して抗菌薬は最低4週間投与する必要がある．治療は長期間になりそうだが，関節の腫脹発赤は改善傾向なので，患者さんには頑張ってもらおう．

経過　最終経過

　両肩，両膝，両手首の発赤・腫脹・圧痛は消失し，ゆっくり歩行できるようになった．体重は入院前と比較して10 kg前後減ってしまったが，前向きにリハビリに取り組み，入院から2カ月後に無事に退院した．現在，総合内科外来に元気に通院を続けている．

case 7

2週間前から血便が出てるんです…

桃井 環

症例

31歳女性．2週間前より排便時に右下腹部痛が出現し，便に血液が混ざるようになった．自宅にて様子をみていたが改善しないため総合内科外来を受診した．腹痛は鈍痛で間欠的であり，食事関連はなし．血液は赤色粘血調で，1日に1～2回中等量みられた．

発熱は自覚なく，嘔気なし．食欲は良好．

最近の肉摂取や海産物摂取の心当たりはない．

既往歴は特になく，最近の抗菌薬を含めた内服歴もなし．

生活歴：飲酒歴ビール350 mLを6本/日，喫煙歴20本/日×10年．海外渡航歴なし．

病歴からまずどう考える？　～総合内科医の頭の中

比較的若い女性の血便…．消化管出血!? 血便の鑑別では，**消化性潰瘍**，**憩室出血**，**炎症性腸疾患**，**痔出血**，**悪性腫瘍**，**腸管感染症**，**虚血性腸炎**などが挙がる．しかし，タール便ではなく血便が2週間も持続していることを考えると，上部消化管出血は考えられない．赤色の便なので少なくとも小腸より肛門側からの出血であろう．通常通りの日常生活を送っているということは，比較的亜急性の経過であり，血管性の出血よりも，炎症などによる粘膜浸潤性病変からの出血が考えられる．年齢を考慮すると悪性腫瘍の頻度は下がるが，疾患の重要度が高いため鑑別には残さなければならないだろう．下血ではなく，また便に血液が付着しているのでもなく，便の中に血液が混じっていたのであるから，痔出血は考えにくい．虚血性腸炎とするには右下腹部というところが合わないし，一般的にはもう少し急性の経過をたどるはずだ．したがって，残るのは炎症性腸疾患や感染症といったところか．しかし発症のしかたが緩徐であるため，感染性腸炎であっても急性に症状が起こってくる**サルモネラ菌**や**赤痢菌**，**病原大腸菌**，**カンピロバクター**などは少し考えにくい．逆に**結核菌**や**赤痢アメーバ**のような緩徐な経過をたどる感染症の方が考えやすいか．海外渡航歴がないため**腸チフス**は考えにくい．婦人科出血ではないことも確かめておかなければならない．身体診察と貧血のチェックの後，下部消化管内視鏡検査が必要だ．

| 診察 | **身体所見をみてみる** |

全身状態良好．身長162 cm，体重55 kg，体温36.8℃，血圧104/71 mmHg，脈拍86/分

頭頸部：眼瞼結膜貧血なし，眼球結膜黄疸なし，頸部リンパ節触知せず
胸　部：異常所見なし
腹　部：平坦，軟　腸雑音正常，右季肋部圧痛なし，右下腹部に軽度圧痛あり，腹膜刺激症状なし，Rovsing徴候なし，Obturator徴候なし，Psoas signなし
直腸診：外痔核なし，圧痛なし，腫瘍性病変なし，粘血便付着

身体所見から考えられること

　全身状態がよく，バイタルサインも安定していて緊急的な印象はない．右下腹部に圧痛があるが，病歴から**急性虫垂炎**はほとんど考えられない．やはり，亜急性の経過をたどる炎症性や潰瘍性，あるいは感染性の消化管出血としてよいだろう．疾患の重症度から腫瘍性のものも鑑別には残しておこう．直腸診所見からは直腸，肛門部病変は考えにくい．右下腹部に限局している痛みであるので，回盲部～S状結腸に病変がありそうだ．

| 検査 | **ルーチン検査を行う** |

血液検査：

WBC 14,700/μL（Neutro 75％），Hb 12.6 g/dL（MCV82），Plt 34×10^4/μL，TP 7.1 g/dL，Alb 4.0 g/dL，AST 14 IU/L，ALT 8 IU/L，LDH 159 IU/L，ESR 19 mm/1h，CRP 1.6 mg/dL，ALP 140 IU/L，Amy 76 IU/L，BUN 10.0 mg/dL，Cre 0.7 mg/dL，Na 138 mEq/L，K 4.0 mEq/L，Cl 99 mEq/L，HBV Ag（－），HCV Ab（－）

腹部単純X線：
ニボーなし．正常腸管ガス像．腹水の所見なし．

検査結果から考えられること

　血便のわりには貧血はない．アルブミンの低下はなくBUN上昇もないのは，出血源が下部消化管からであるという推測に合っている．若干の炎症反応上昇があるが，非特異的であり採血から得られる情報は乏しい…．

以上，病歴，身体診察，検査所見を総合すると，「緩徐な急性ないし亜急性の経過をたどり，右下腹部を中心とした出血を伴う大腸疾患」ということになる．今のところ鑑別診断は，

> ・炎症性腸疾患（Crohn病，潰瘍性大腸炎など）
> ・感染性腸炎（細菌性よりも結核やアメーバなど）
> ・潰瘍性疾患（非特異性腸潰瘍，Behçet病など）
> ・腫瘍性疾患（大腸癌，悪性リンパ腫など）

　"Tissue is the issue." という格言がある．これは「回りくどいことをしないで，すぐにその病気があると思われるところを直接見なさい」という意味だ．腹部X線上では腸管に通過障害がないと考えられるので，この格言に従って，前処置をしっかり行いさっそく下部消化管内視鏡検査を行おう．また，腸管感染症の可能性も考え，大腸内視鏡から採取した便の検鏡と培養も行っておこう．

検査　下部消化管内視鏡を行う

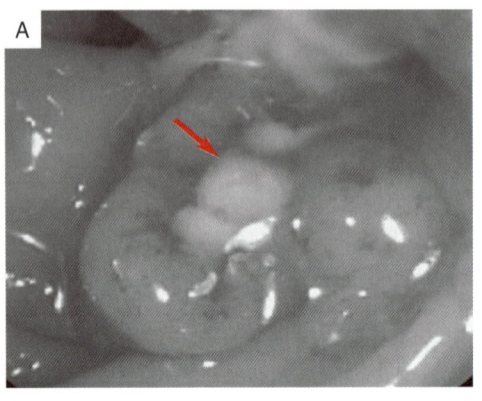

図1　下部消化管内視鏡所見（上行結腸）
A）盲腸部近景．B）盲腸部遠景．
巻頭カラー図6参照．

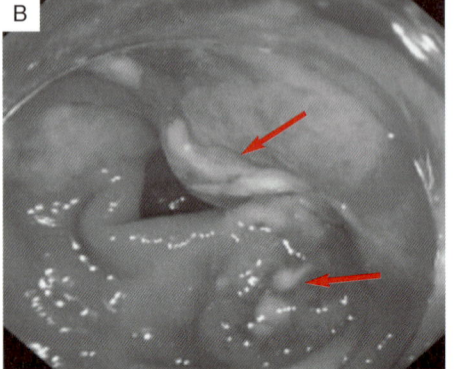

　盲腸部位に卵円形の膿性白苔を伴う潰瘍が数カ所みられた．形状から，タコイボ，アフタ様潰瘍と表現できる（図1）．

大腸内視鏡像からの考察

　回盲部に複数の潰瘍性病変をきたす腸管疾患が，鑑別に挙がる．

　潰瘍周堤に浮腫性変化がみられ，腫瘍細胞による充実性変化や無構造所見がみられず，複数の病変があるという点で，悪性腫瘍は否定的である．**炎症性腸疾患**か**感染性腸炎**が考えられる．

　介在粘膜は正常粘膜であることより，**潰瘍性大腸炎**ではない．**Behçet病**でみられるような深掘れ潰瘍でもない．縦走潰瘍や敷石像もみられないので，**Crohn病**でもなさそうだ．よって炎症性腸疾患ではなさそうだ．

　易出血性，浮腫性のびらん性粘膜変化ではないので，**虚血性腸炎**でもない．

　そうすると残るのは感染性腸炎か．

　内視鏡所見は輪状潰瘍ではなく瘢痕や腸管狭窄を伴っていないことから，**腸結核**も考えにくい．**血便がみられタコイボ様所見やアフタ性病変が特徴的なのは，アメーバ大腸炎**だ．大腸粘膜培養の結果で治療方針決めることにしよう．

case 7

検査　大腸内視鏡で採取した検体結果

生検病理所見：非特異的炎症像．アメーバを認めず．
便検鏡　　　：赤痢アメーバ（−），抗酸菌染色（−）
便培養　　　：*Campylobacter*（−），*Salmonella*（−），*Shigella*（−），*Vibrio*（−），*Yersinia*（−），抗酸菌分離培養（−），結核PCR（−）

検体結果からの考察

　赤痢アメーバは病理でも検鏡でも認められなかった．そのほかの細菌も培養されなかった．

　大腸粘膜生検で抗酸菌や乾酪性肉芽腫もみられなかったので，腸結核はひとまずは除外しよう．

　原因はわからないが感染性胃腸炎として考えるしかないか．ただ，抗菌薬を投与するには根拠に乏しく，感染性腸炎であればほとんどの例で抗菌薬そのものが不要であり，自然回復するはずである．発熱なく全身状態は良好なので整腸剤内服で経過観察としてみよう．

みる必要がありそうだ（後日，病歴を聞き直したところ，明言はしないものの心当たりはあるようであった）．

経過 最終経過

メトロニダゾール 1,500 mg/日を 10 日間投与し腹痛と血便は消失したため，治療終了とした．

その後，再発はみられていない．〔本来メトロニダゾールは栄養体に効果がある薬剤であり嚢子には効果がないため，パロモマイシンなどの嚢子に効果のある薬剤を併用するが，日本ではこれらの薬剤は手に入りにくく（日本未承認薬），メトロニダゾールをやや長期に内服することで代用することが多い〕

最終診断

アメーバ大腸炎

今回の症例を振り返って

アメーバ大腸炎の確定診断に苦慮した．教科書的な知識は多少はあるが，周囲の同僚に訊ねてみても実際に症例の経験がある人は誰もいなかった．そうそう経験する疾患ではなさそうだ．

検査法の感度，特異度を調べて，アメーバ大腸炎の診断について考え直してみよう．アメーバ大腸炎を診断するには次の方法がある．

> ① 顕微鏡下での病原体の検出
> ② 血清抗体の検出
> ③ PCR 法による病原体の遺伝子の検出
> ④ ELISA 法による病原体の抗原の検出
> 〔国立感染症研究所　感染症情報センター（ホームページ）より：
> 　http://idsc.nih.go.jp/iasr/28/326/tpc326-j.html〕

現在の日本で簡便に行える検査法は①，②のようである．

実際の便検鏡検査は感度が約60％，特異度は10〜50％とされており，文献的にはあまり有用な検査には思えない．しかしそれは，研究ごとに検体の保存方法が異なること，検鏡では病原性のある*Entamoeba histolytica*と病原性のない*E. disper*や*E. moshkovskii*との識別が困難であること，によるようである．

　本例のように**検体をすぐに検鏡することで，ある程度感度を上昇させることができる**だろう．一般に，便検鏡検査の感度を上げるためには，採便後37℃に保温し15分以内，3回以上の観察が推奨されているようだ．また，PAS染色（Periodic acid Schiff stain，過ヨウ素酸シッフ染色）やコーン染色などで処理すると，より明瞭に原虫を識別できるようだ．しかし，特殊染色の手間と時間を考慮すると，実際上は染色未処理の方が検出率を上げることにつながるようだ．

　病原性のある*E. histolytica*は腸内生活環で嚢子（cyst）と栄養体（trophozoite）の状態で存在するのだが，嚢子の状態では病原性のない*E. disper*や*E. moshkovskii*と識別不可能である．このために便検鏡検査の特異度が低下する．嚢子の状態では病原性を示さず，大腸粘膜浸潤性があり，実際の大腸潰瘍，粘血便を引き起こすのは栄養体の状態であるから，栄養体を確実に検鏡することが重要だ．ただ，この栄養体を自信をもって診断することができる総合内科医はそう多くはないだろう．**検鏡写真を専門家に見てもらうことを考える**べきだ．専門家へのルートをどう探すかも，症例マネジメント上における総合内科医の腕の見せ所である．実際に検鏡してみると，アメーバ原虫の嚢子は球形の胞体に核を有するのみで，栄養体は球〜類球状の胞体に貪食した赤血球や空胞，顆粒を含み原形質突起を認めることもあるらしい．赤血球が貪食されている像が見られればよいわけである．

　ところで，血清アメーバ抗体はどうだろう．抗体検査は，アメーバ感染症のなかのアメーバ肝膿瘍には感度，特異度が高いが，アメーバ大腸炎には検査方法によって感度，特異度にばらつきがあるようだ．有用性は高くなさそうである．今回の症例でも抗体陰性であったが，検鏡にて確定診断することができた．病原体自体を確認するという基本的な検査の重要性を改めて認識させられた．

　最後に，カンファレンスでも議論になったのだが，アメーバ感染症といえば，アメーバ大腸炎とアメーバ膿瘍の2タイプがあるので膿瘍（特に肝膿瘍）の存在が気になるところである．しかし，アメーバ大腸炎の症状は下痢，腹痛，血便であり，アメーバ膿瘍の主症状は発熱，腹痛である．両者の混在することはほとんどないとされている．さらにアメーバ膿瘍であれば血清アメーバ抗体の感度は高いようである．本症例では陰性であったので，アメーバ膿瘍は否定的であろう．よって，現時点での膿瘍検索は不要と判断した．

今回の教訓

- 卵円形の膿性白苔を伴うタコイボ様・アフタ性潰瘍が多発し，介在粘膜が正常なとき，アメーバ性大腸炎を疑う
- １回の便培養結果のみでアメーバ大腸炎を否定しない
- 検体採取後の迅速な検鏡で，赤血球を貪食したアメーバ原虫の栄養体を確認することが決め手である
- アメーバ原虫の検鏡結果を確認してもらうルートを探すのも重要

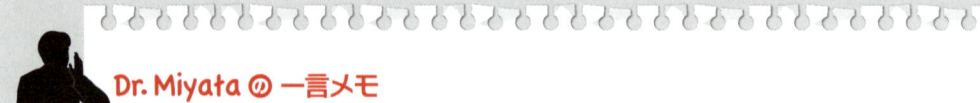

Dr. Miyata の 一言メモ

その検査オーダー，その方法で間違いないですか？

　診断エラーを分析してみると，その要因の約４割が診療システムに起因するもの，約６割が認知的要因によるものと言われています．認知的要因は，**知識の誤り**，**データ収集の誤り**，**情報処理の誤り**，**情報検証の誤り**に分けられていますが，後２者が圧倒的に多いとされています．本ケースでは，便検体の検鏡の仕方が適切でなかったため，１回目の検鏡では診断にたどり着きませんでした．このように，適切な検査がオーダーされなかったための診断エラーは，情報検証の誤りのひとつとされ，ときどき経験されます．検査をオーダーするときには，正しい検査方法についてよく考えてからオーダーすることを心がけることが大切ですね．

参考文献

1) Gonzalez-Ruiz, A., et al. : Value of microscopy in the diagnosis of dysentery associated with invasive Entamoeba histolytica. J Clin Pathol, 47 : 236-239, 1994
2) Tanyuksel, M. & Petri, W. A. Jr. : Laboratory diagnosis of amebiasis. Clin Microbiol Rev, 16 (4): 713-729, 2003

case 8
ニンニク注射をしてほしいんです…と20代の女性が…
病歴だけで診断する総合内科外来①

森崎龍郎

> **症 例**
>
> 20代，女性．病院の受付担当事務員．午前外来の一番最後に，「カゼ」で受診したいと受付をしてきた．待合室で検温したところ発熱はなし．外来看護師によると，見た感じは元気そうだとのこと．予診票には「ニンニク注射をしてください」と書かれている．

まず予診票から考える

　この患者さんは，病院に勤めているから気軽に受診しただけなのかもしれないけど，それにしても「カゼで点滴希望」とは？勤務中で高熱が出てしまいフラフラになっているとか，急な腹痛でウンウン唸っているというならまだわかるけど…．しかもニンニク注射とは？元気をなくしたお年寄りから「点滴してくれ」とか，せっかちな患者さんに「カゼが一発で治る注射を打ってくれ！」って言われることはよくあるけど…病院の事務さん，しかも若い女性で…．いったい何なのだろう？？

診察　現病歴を聞く

　昨夜から咽頭痛を自覚．今朝も軽く咽頭痛あり．喉にちょっと違和感を感じる程度．咳嗽，くしゃみ，鼻汁といった上気道炎症状はなし．既往歴は特記事項なし．アトピー性皮膚炎はあるが，増悪時にたまに外用薬を塗る程度．常用薬として市販のビタミン剤やサプリメントをよく服用している．喫煙は10本/日

病歴からまずどう考える？　～総合内科医の頭の中

　咽頭痛と言ってもごく軽く，その他の上気道炎症状もないと言ってもいいくらいである．全く重症感はない．点滴が必要ないことを説明して，「ニンニク注射」の代わりに内服のビタミン剤でも処方してお帰りいただこうかとも思ったけど，家にビタミン剤はあるって言うしなぁ．この患者さん，ただ心配性なだけなのかな？でも，そんなに今の症状をひどく

気にしているというわけでもなさそうだ．う〜ん，困った…．いずれにしても，一般的に考えると医学的な治療の適応とは考えにくいので，別のアプローチでもしてみようかな？まずはこの患者さんの「**説明モデル**」を聞いてみることにしよう．これを聞くことで，患者さんが今の病状をどのように捉えているのかがわかり，それに即してマネジメントすることでよい結果がもたらされるとされているのだ．

> 説明モデル（explanatory model）
> ① **病気の原因**についてどのようにお考えですか？
> ② 病気は，**なぜその頃に起きた**のだと思いますか？
> ③ 病気のために**体に変化**がありますか？
> ④ 病気は**どのくらい重い**と思いますか？
> 　　治るまでに**どのくらいの期間が必要**だと思いますか？
> ⑤ **どんな治療**を受けたらよいとお考えですか？
> ⑥ 治療によって**病気の経過はどうなる**と思いますか？
> ⑦ 病気になって**何か別の問題**がもちあがりましたか？
> ⑧ 病気に関して**一番心配していること**は何ですか？

診察　「説明モデル」を聞く

「カゼといっても，症状もそれほど強くないと思うんですが，何か心配なことでもあるんでしょうか？」と質問してみたところ，実は今晩から登別温泉へ旅行に行く予定があること，久しぶりに会う友人と行くことになっており，旅行中具合が悪くなって友人に迷惑をかけたくないので今のうちに治療しておきたいと思っていること，を話してくれた．

共感するのが重要だが…

一瞬，「なにぃ〜，旅行のために大したことない症状でわざわざオレの昼メシ時間を短くしたっていうのか？ コンビニ受診とは許せん！ オレだって温泉に行きたいけど，今晩当直だぞ！」などと思いそうになってしまったぞ．いかん，いかん．昼メシを食わずに外来を続けていたので，ちょっとイライラしているな．この患者さんにとっては久しぶりに会う友人との貴重な時間．この患者さんの立場に立って，冷静にこの患者さんの気持ちを理解する．これを「**共感**」という．こころの余裕がないとなかなか難しいものだが，こういうことって無意識のうちに医学的な判断にも影響を与えてるんじゃないかな〜．

診察　気を取り直してさらに聞いてみる

「なるほど．しかし，なんでまた点滴をしてほしいと？　今までも具合が悪くなって点滴をしたことがあるんですか？」と質問してみた．すると，月に1〜2回は具合が悪くなり近所の病院を受診していること，受診した次の日にはたいてい症状がよくなっていること，が聞きとれた．

何か変？

その病院では怪しげな魔法の点滴でもしているというのか…？　ここで「点滴なんて水分と電解質の補給にすぎませんから，普通，口から水分を摂れる人は点滴なんて必要ないんですよ…」などという患者教育をして帰してしまってもいいが….

でも待てよ，何か変だよな….月に1，2回って，そんなしょっちゅう具合が悪くなるのか？　それとも心気症で点滴依存症になってしまっているのかなぁ…？　でも，それほど強い不安や抑うつ状態を窺わせる雰囲気はこの患者さんからは感じないし…？

診察　あらためて症状を聞き直す

医師：「ところで，その『具合が悪くなる』ってどういうことなんですか？」
患者：「吐き気がしてグッタリしちゃうんです．そのあと吐いちゃう…」
医師：「吐き気がして吐いちゃうんですか…う〜ん，ほかには？」
患者：「吐き気がしてくる前に頭が痛くなります」
医師：「え？」
患者：「頭痛がするんです．吐き気の前に」
医師：「あ，頭痛がするんですか」
患者：「ええ，頭痛がしてそれから吐き気もして…で吐いてしまうんです」
医師：「なるほど…．そういうときは寝込んでしまうくらいつらい，と」
患者：「そうなんですよ．だから病院へ行って点滴してもらうんです．私，ちょっとカゼをひいただけですぐそんなになっちゃうんです．やっぱり体が弱いんでしょうか？」

この患者さん，実は「寝込んでしまうほどの頭痛と悪心・嘔吐」が主な問題だったんだ．さらに頭痛の随伴症候を確認したところ，頭痛の前に星がチラチラ見えること（本人はパソコン画面の見過ぎで疲れ目かと思っていた），頭痛時に音が響いてイヤな感じがあるこ

表　片頭痛の診断基準[1]

前兆のない片頭痛	前兆のある片頭痛（典型的前兆に片頭痛を伴うもの）
A. B～Dを満たす頭痛発作が5回以上ある	A. B～Dを満たす頭痛発作が2回以上ある
B. 頭痛の持続時間は4～72時間 （未治療もしくは治療が無効の場合）	B. 少なくとも以下の1項目を満たす前兆があるが，運動麻痺（脱力）は伴わない ① 陽性徴候（例えば，きらきらした光・点・線）および・または陰性徴候（視覚消失）を含む完全可逆性の視覚症状 ② 陽性徴候（チクチク感）および・または陰性徴候（感覚鈍麻）を含む完全可逆性の感覚症状 ③ 完全可逆性の失語性言語障害
C. 頭痛は以下の特徴の少なくとも2項目を満たす ① 片側性 ② 拍動性 ③ 中等度～重度の頭痛 ④ 日常的な動作（歩行や階段昇降などの）により頭痛が増悪する，あるいは頭痛のために日常的な動作を避ける	C. 少なくとも以下の2項目を満たす ① 同名性の視覚症状または片側性の感覚症状（あるいはその両方） ② 少なくとも1つの前兆は5分以上かけて徐々に進展するか，および・または異なる複数の前兆が引き続き5分以上かけて進展する ③ それぞれの前兆の持続時間は5分以上60分以内
D. 頭痛発作中に少なくとも以下の1項目を満たす ① 悪心または嘔吐（あるいはその両方） ② 光過敏および音過敏	D.「前兆のない片頭痛」の診断基準　B～Dを満たす頭痛が，前兆の出現中もしくは前兆後60分以内に生じる
E. その他の疾患によらない	E. その他の疾患によらない

と，が確認できた．なんと片頭痛だったのだ（片頭痛の診断基準を表に示す）．この患者さんは，体が弱いのでカゼをひくと必ず具合が悪くなると思っており，いつも点滴でよくなるので，それが最善の方法だと思っていたわけだ．前兆も単なる疲れ目だと思っていたのだ．患者さんは時に予想もしない訴えで来院することがある．それをどう医学的な病歴に翻訳するか，そこが外来のおもしろいところかな．今回は危うく心気症か何かにしてしまうところだった．

最終診断

前兆のある片頭痛

対応

今まで頭痛がしていても市販の頭痛薬を服用したことはほとんどないとのことだったので，

① イブプロフェン 200 mg ＋メトクロプラミド 10 mg，1 ×，頭痛時頓用
② スマトリプタン 50 mg，1 ×，頭痛時頓用

を処方した．もし頭痛がしてきたら，あるいは頭痛の予感や前兆が現れたらまず①を内服し，それでしばらくたってもよくならなければ②を使ってみること，①だけで症状が改善すればそれでよいですよ，と伝え，処方箋を渡し「よいご旅行を」と言って送り出した．

今回の教訓

- ちょっと変わった訴えには何かがある．患者さんは患者さんなりに症状を解釈している
- 患者さんの「説明モデル」を聞くことは，患者さんの病い体験（illness）の理解だけでなく，早期の医学的な診断（disease）確定にもつながる
- 医師主体の医療面接だけでは不十分．患者主体の医療面接をうまく組合わせるのが，遠回りのようで実は科学的かつ有効[2]
- 余裕がないと医師主体に終始してしまいがち．正しい診断にはこころの余裕が必要

Dr. Miyata の 一言メモ

イライラしてませんか？ 感情バイアスに気をつけて！

　はっきりしない訴えや，身体疾患ではない問題を訴えられるとき，特に多忙な医師の場合，患者に対して陰性感情をもってしまうことがあります．この感情は診断の思考過程に大きな影響を与えることがあります．これを**感情バイアス**と言います．本ケースでも，ニンニク注射を要求する患者に対して一瞬陰性感情をもってしまい，あやうく心気症として片付けてしまうところでした．感情バイアスに影響を受けないで診断の思考過程を進めていくには，今の感情を言葉にして，それをはっきり自覚するのがよいと言われています．自分の感情をモニターしながら診療するのはなかなか難しいことではありますが，とても大事なことです．

参考文献

1) 根来 清：頭痛の適正な見極め.「頭痛を見極める！」（大生定義 編），レジデントノート，11：665-672，2009
2)「エビデンスに基づいた患者中心の医療面接」（ロバート C スミス 著，山本和利 監訳），診断と治療社，2003

case 9

体がコワいんです…と40代の女性が…
病歴だけで診断する総合内科外来②

森崎龍郎

症例

近くの内科医院から「全身倦怠感の精査依頼」との紹介状を持参し総合内科を受診した40代の女性．

紹介状の内容：数年前に貧血などで紹介元の内科医院へ受診歴あり．今回は強い倦怠感を主訴に同院を受診．一般採血，上部消化管内視鏡検査，腹部超音波検査が行われ，Hb 11.0 g/dL，フェリチン5.8 ng/mLの結果から鉄欠乏性貧血と診断されたが，その他の明らかな異常は指摘されず．全身倦怠感の原因が特定できず，本人から精密検査の希望があったため紹介した，といったことが記載されていた．

まず紹介状から考える

全身倦怠感の原因は貧血？ でもHb 11.0 g/dLくらいで「強い倦怠感」を訴えるだろうか．鉄欠乏性貧血で全身倦怠感とくれば，やはり**悪性腫瘍**か？ 内科的に全身倦怠感といえば…**甲状腺機能低下症**も考えなくては．もしかしたら**急性肝炎**？ いやいや，**ネフローゼ症候群**かも．**心不全**？ **糖尿病**もだるくなるな．感染症や膠原病といった**炎症性疾患**だってあり得るぞ．**結核**？…おっと，紹介してくれた先生，オレが思いつくようなものはちゃんと調べてデータも全部付けてくれているじゃないか．TSH（thyroid-stimulating hormone：甲状腺刺激ホルモン）も含めて生化学も検尿も異常なし．炎症反応もない．上部消化管内視鏡検査も腹部エコーも異常なし．問題なのはやはり貧血のみだ．検査結果を見るとあまり内科的な異常はなさそうだけど…．いずれにせよ全身倦怠感なんてどんな病気でも少なからず生じてくるわけだから，片っ端から病気を挙げていてはきりがない．まずは本人から病歴を聞いてみよう．

診察　現病歴を聞く

約1年前からときどき「体がコワくなる」のを感じていたが，今年の1月に体が動かせないほど「コワく」なり会社を10日間ほど休んでしまった．その後徐々に症状は軽快し

たが，3月になり再び強い体のコワさに襲われ，再び1週間ほど会社を休まざるを得なくなってしまったという．4月になって今回総合内科を受診したときには，症状はすでに軽快し仕事に復帰したところだったが，「また体がコワくなって仕事を休んだら会社にも迷惑をかけてしまうし…原因を詳しく検査してほしいんです」とのことであった．

病歴からどう考える？

「コワイ」というのは，北海道で疲れる，だるいといった意味（らしい）．おそろしいという意味の恐いではないんだな．同じ意味でも地域によってしんどい，えらい，きつい，ものい，などなどさまざまな方言があるので，そういうことに興味をもって外来するとちょっと楽しいかも．

さて，この「コワイ」だが，医学的用語では全身倦怠感ということでいいだろう．1年前からときどきあるということで，慢性のくり返す倦怠感ということのようだ．1年前から始まっているものの，どんどん悪化し続けているということはない．特徴的なのは，7〜10日間ほど症状が続き，徐々に軽快するというのをくり返しているらしい，ということだ．何らかの感染症が治癒せずに反復しているのだろうか？しかし，症状としては確かに会社を休むほどの強い倦怠感だが，そのほかに発熱や頭痛，咳嗽，呼吸困難，腹痛・下痢，関節痛などといった随伴症状はない．やはり内科的な疾患ではないのかもしれないな．慢性の疲労感の最も多い原因は精神疾患（抑うつまたは不安），そして睡眠障害，薬物の副作用と言われている．この患者さんもうつ病だろうか？それとも仕事のストレスからくる**身体症状化（somatization）**か？

患者さんの背景についてもう少し詳しく聞いてみよう．

診察　病歴のつづき

既往歴：特記事項なし．
家族歴：血縁者に特記事項はなかったが，7年前に夫を胃癌で亡くしており，子供はおらず，以後一人暮らしをしている．
喫煙：15本/日×20年，アルコール：ビール350 mL×2缶/日

病歴（つづき）からどう考える？

う〜ん，夫を癌で亡くしているのか…やはり病気に対する不安を感じやすい患者さんなんじゃないかな？さらに現在も一人暮らしで子供もおらず…仕事はしているようだが，社会的に孤立していないかも心配．タバコとお酒も本当はもっと多いんじゃないか…気にな

るところだ．気分障害，不安障害，睡眠障害，アルコール依存症…精神疾患の可能性が高いかもしれないな…．季節的にも4月だし，勤務異動があったりするとストレスにはなるぞ…．あとで聞いてみよう…．う～ん，どうもsomatizationを支持する病歴ばっかりだなぁ…．

診察　身体診察

血圧138/80 mmHg，脈拍60/分，整．体温36.2℃．眼球・眼瞼結膜：黄染・貧血なし．頸部：甲状腺腫大なし．表在リンパ節に腫大なし．胸部・腹部：特記すべき所見なし．下腿浮腫なし．

身体所見は？

　身体所見からは有用な所見は得られなかった．やはり積極的に器質的疾患を疑う状態ではないようだ．しかし，最初の病歴聴取の段階で器質的疾患が考えにくく心理・社会的問題の要素が大きいと推察される患者さんでも，身体疾患を心配して受診した場合はなるべく先に身体疾患に絞って病歴を聞き身体診察をするようにした方がよい．そのような患者さんは，自分は身体的な疾患で症状が出ているのだと考えており，精神的（な問題）といったレッテルを貼られることに抵抗を感じることが多いものだから…．

　ひととおり話を聞いて身体診察も終えたが，どうも内科的な問題じゃないような…．somatizationとしてもよさそうだが，ここでまた，もう一度アプローチを患者主体に変えてみようか？

診察　あらためて話を聞いてみる

医師：「う～ん…ひととおり診察させていただきましたが，いまひとつ私が『これが原因だ』と思い当たるものがないんですよね…」

患者：「…」

医師：「今回の病気について，何か思い当たることや気になっていることで，さっき言い忘れていたことはありませんか？」

患者：「…あの…関係ないかもしれませんが…どうも生理の前になると調子が悪くなって，生理が始まるとだんだん楽になってくるような気がするんです…」

表　月経前症候群の診断基準[1]

	精神症状	身体症状
① 前3回の月経周期において，いずれの周期においても月経前5日間に，右記の身体的・精神的症状の少なくとも1つが存在する	抑うつ 怒りの爆発 イライラ 困惑 社会的ひきこもり 疲労感	乳房痛 腹部膨満感 頭痛 四肢の浮腫

② 上記症状が月経開始から4日以内に軽快し，少なくとも月経12日目までは再燃しない

③ 上記の症状は薬物療法，ホルモン療法，薬物あるいはアルコールの摂取によるものではない

④ 以下の判断基準の1つにより，社会的あるいは経済的能力の明らかな障害が認められる
- パートナーによって確認される夫婦間あるいは恋人間の関係不和
- 育児困難
- 仕事や学校での成績悪化，欠席や遅刻
- 社会的孤立の増加
- 法的なもめごと
- 自殺念慮
- 身体症状による受療行動

Adapted from Mortola, JF, Girton, L, Yen SSC：Am J Obstet Gynecol, 161：1682, 1989
文献1をもとに作成.

患者主体のアプローチをしてみると…

　生理前に症状が現れて，生理開始とともに軽快する…それって**月経前症候群**ってことか？
　月経前症候群（PMS：premenstrual syndrome）は「月経前3～10日間のあいだに続く精神的あるいは身体的症状で，月経発来とともに減退ないし消失するものをいう」と定義されており，30～40代の女性にみられることが多いという．さらにPMSの精神症状における重症型は，**月経前不快気分障害**（PMDD：premenstrual dysphonic disorder）とされている．この患者さんの場合，元々ある抑うつや不安障害が月経前に増悪している可能性やアルコールの問題なども残されているが，月経周期との関係が明らかなので，まずはPMS（PMSの診断基準を表に示す）と考え対応することでよいだろう．女性の診察では，月経について聞くとき，単に規則的かどうかや最終月経を確認するだけじゃなく，問題となっている症状との関係も念頭において聞いてみないといけないな．今度から気をつけよう…．

最終診断

月経前症候群（の疑い）

対応

　患者さんには月経前症候群という月経周期に関係する女性特有の症候群である可能性が高いことを丁寧にお話ししたところ，実は半年前に更年期障害ではないかと心配しある婦人科医院を受診したところ，検査ののち「更年期障害ではない」とだけ言われ終診になっていたことを話してくれた（詳しいことはわからないが，症状と月経周期の関係を聴取できていなかったからだろうか？）．

　患者さんには鉄欠乏性貧血の婦人科的精査と合わせて，女性のメンタルケアにも詳しい産婦人科医院で診療を受けることを勧め，紹介することにした．

今回の教訓

総合内科外来では，
① 心理・社会的問題にも対応できる能力が必要
② しかし，訴えを「不定愁訴」と一括りにし心理・社会的問題ばかりに焦点を絞りすぎると，問題の本質が隠される（「生物医学モデル biomedical model」と「生物心理社会モデル biopsychosocial model」の両者をうまく統合するのがジェネラリストの妙味）
③ 「女性を診たら，妊娠を疑え」だけでなく，女性を診たら，月経周期と健康問題の関連に心配りを

Dr. Miyata の 一言メモ

それは本当に心理・社会的な要因による症状ですか？
聞き逃していることはありませんか？

　プライマリ・ケアの外来では，約3割の患者さんが心理・社会的な問題による症状をもっているとも言われています．何かはっきりしない訴えのとき，患者さんの**説明モデルを聞き心理・社会的な問題を探る**のは重要なことです．しかしその症状を心理・社会的要因に帰するには勇気が必要です．ある程度の検査をしてコモンディジーズとクリティカルな疾患を除外しておくことが必要でしょう．ただ，はっきりしない訴えに対して何らかの検査を漠然と実施しても診断がつくことは稀です．やはり何といっても**重要なのは病歴と身体診察**です．特に繰り返して病歴をとることが重要です．2回目の病歴聴取でもダメなら3回目，それでもダメなら，そのときは本当に心理・社会的要因なのかもしれません．

参考文献

1) Clinical manifestations and diagnosis of premenstrual syndrome and premenstrual dysphoric disorder. UpToDate® Ver. 17.2

case 10 顔色が悪くて体がだるく，足に力も入らないんです…

日下勝博

症例

　85歳男性．数日前から両下肢の脱力感を自覚．徐々に増悪し，歩行時にふらつくようになった．昨日から家族に顔色不良を指摘されていた．今朝，起床時から強い全身倦怠感が出現．ベッドから起き上がれないため，救急車で受診した．ほかに自覚症状はない．発熱なし，呼吸困難なし，胸痛なし，腹痛なし．認知症はなく，ADLは自立していた．

喫煙：20年前に禁煙　飲酒：機会飲酒

10年前に腹部大動脈瘤で手術，8年前に急性心筋梗塞でステント治療．
5年前に完全房室ブロックでペースメーカー植込術を施行．現在は近医通院中である．

内服薬：アスピリン（100 mg）1回1錠　1日1回，ペリンドプリル（4 mg）1回1錠　1日1回，ニコランジル（5 mg）1回1錠　1日3回，ブロチゾラム（0.25 mg）1回1錠　1日1回，酸化マグネシウム1回0.5 g　1日3回

病歴からまずどう考える？　〜総合内科医の頭の中

　全身倦怠感は高齢者ではよくある症状の1つだ．しかし，多くの疾患が全身倦怠感の症状を呈するので，鑑別は難しい．試しにUpToDate® で"fatigue"と打ち込んでみる．"major course"な疾患は**精神疾患，薬物，内分泌代謝疾患，感染症，悪性腫瘍，血液疾患，心肺疾患，膠原病，睡眠障害，特発性**…ほぼすべての領域にまたがっていて，その数ざっと30以上もある[1]．ただ，実際によくある病気は限られているし，病歴と身体診察だけでだいぶ絞り込むことができる．

　まず，比較的急速に症状が出現し，全身状態が悪化していることから考えて，うつや認知症といった精神疾患より，**器質的な問題が起きている可能性が高い**．顔色が不良であったとのことなので，貧血があるかもしれない．貧血があるとすると，原因はなんだろうか．悪性腫瘍や血液疾患は否定できないけれど，ステント治療後で抗血小板薬（アスピリン）を内服しているから，**NSAID潰瘍**からの出血による貧血の可能性も考えられるだろう．実際，そういうケースはよく経験する．心肺疾患による倦怠感はどうだろうか．心疾患の既往から考えて**心筋梗塞**による心機能低下があったり，**ペースメーカー不全**があったりしてもおかしくはないな．高齢者の倦怠感で感染症ははずせない．**肺炎**や**尿路感染症**などよくある感染症の有無はチェックしておこう．**糖尿病**や**甲状腺機能低下症**も，血液検査で一緒

検査 **胸椎CT検査を行う**

胸椎CT：Th1に骨の増殖（図5A━▶）があり，脊柱管に著明な狭窄が認められた（図5B━▶）．

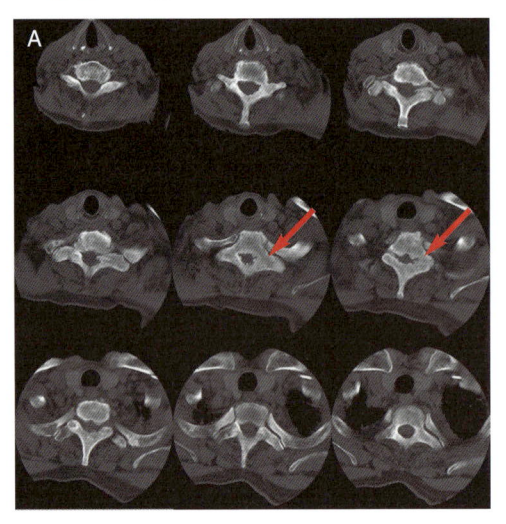

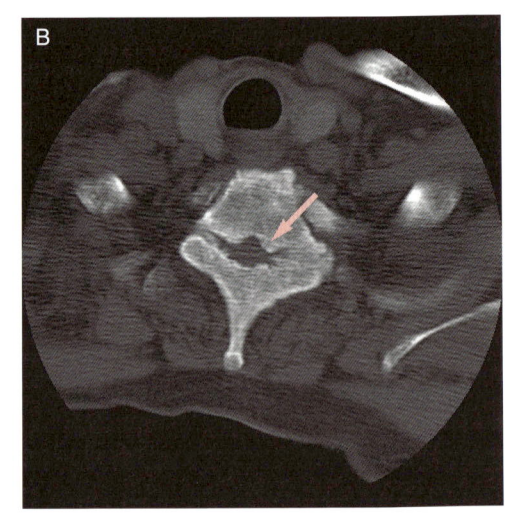

図5　胸椎CT写真
BはAの中段右の拡大

　他の椎体と比較して，明らかにTh1レベルの脊柱管が狭窄している．ここが病変でよいだろう．Th1の狭窄が原因なら，やはり下肢の腱反射はもっとはっきり亢進してよいように思う．その点は身体所見とちょっと合わない．ただし高齢者ということもあり，すべての所見が典型的にそろうとは限らないだろう．解釈は難しいところだ．すべてがすっきりと説明できるわけではないが，全体をまとめて考えると，この病変が下肢のしびれや筋力低下の原因になっているとみてよいだろう．

　かなり進行した前立腺癌なので，専門医へ紹介して治療を開始するのが望ましいだろう．

最終診断

①前立腺癌　肋骨転移，脊椎（Th1）転移
②アスピリンによる出血性胃潰瘍

経過 その後の経過

翌日，近くの総合病院泌尿器科に紹介転院とした．後日同科の担当医より連絡があった．やはり脊椎転移による神経症状が疑われるとのことであった．ビスフォスフォネートとホルモン剤の投与が開始され，その後下肢の疼痛・しびれに一定の改善が得られたとのことであった．

今回の教訓

- 高齢者は複数の疾患を同時に合併していることが多い．主症状だけに目を奪われないこと
- 神経症状は，しっかりとした身体診察所見で解剖学的診断をつけること
- ALPの上昇では，前立腺癌による造骨性骨転移を念頭におこう

Dr. Miyata の 一言メモ

ほかに見つかるものはないか？ 1つの診断で満足しないこと

　NSAIDによる出血性胃潰瘍が早々に診断されましたが，入院時ルーチン検査でたまたまALPの上昇が認められていたため，その後これをたどって前立腺癌の多発骨転移の診断にたどり着きました．仮に，入院時ルーチン検査でALPをとっていなかったとしても，胸痛と下肢の神経症状の訴えを丁寧に検証していくと診断にたどり着いたと思いますが，ややもすると高齢といった理由だけでこれらの症状をきちんととり上げず，診断の遅れにつながってしまうことがあります．ひとたび何かが見つかったからといって，その他の追求をやめてしまうことを **search satisficing**（満足化を求める）と言い，よく経験する認知的エラーのひとつです．特に高齢者は複数疾患を抱えていることが多いものです．"**診断の難しいのは2つ目の骨折**" 気を緩めず次を追及しましょう．

参考文献

1）Approach to the adult patient with fatigue. UpToDate® Ver. 17. 3
2）「EBMに基づく胃潰瘍診療ガイドライン」（胃潰瘍ガイドラインの適応と評価に関する研究班編）p.12, じほう, 2007
3）Thompson, I. M., et al. : Operating characteristics of prostate-specific antigen in men with an initial PSA level of 3.0 ng/ml or lower. JAMA, 294 : 66, 2005

case 11 救急隊より受け入れ要請．80歳代　女性，吐血，黒色便で，血圧70 mmHg台です…

岩田啓芳

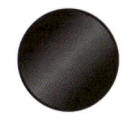

救急隊よりコール

80歳代　女性　吐血，黒色便で，血圧70 mmHg台との連絡あり．

救急車到着までに何を考えるか

　高齢女性の吐血と黒色便でショック状態だ．**吐血の原因**で最も多いのが消化性潰瘍であり，出血性胃炎，食道静脈瘤破裂，Mallory-Weiss症候群と続く．胃癌が原因で吐血をするのは数％しかない．いかに早く初期対応をして緊急内視鏡までもっていくかが勝負だな．食道静脈瘤破裂であれば内視鏡的処置の準備が変わってくるので肝疾患の既往があるかどうかは大事だ．
　救急車到着，診察開始．

症例

現病歴
　2，3日前から黒色便を自覚し，悪寒を訴えていたが，その他の症状はなかった．
　受診日当日は夕方まで特に訴えはなかった．夕食後の20時に嘔吐をし，吐物は赤色であった．その後，全身の強い倦怠感を自覚したため救急車を要請し，当院へ搬送となった．心窩部痛，倦怠感を訴えるが，頭痛，めまい，項部痛，胸痛，胸部圧迫感，冷感，肩痛，動悸，下痢，血尿，最近の体重変化などはない．肝疾患の既往，アルコール多飲歴なし．

病歴から何を考え，どう対応するか？

　黒色便で**血性の吐物**．そして血圧70 mmHg台の**ショック状態**．ショックの原因は，消化管出血による循環血漿量減少，出血性ショックでよさそうだな．まずは，ルートをキープして，採血・補液をしよう．輸血の準備も必要だ．クロスマッチもしておこう．

診察 素早く身体診察を行い，既往歴も聞く

身体診察所見

顔色不良で苦悶様．全身発汗著明．体動強く，不穏状態．

体温 37.0℃，血圧 90/50 mmHg，心拍数 100/分，呼吸数 15/分，SpO$_2$ 96%（room air），口腔内軽度乾燥，眼瞼結膜やや蒼白，項部硬直なし，頸静脈怒張なし，両腋窩軽度湿潤，心音はⅠ音・Ⅱ音正常，ギャロップなし，雑音なし．正常肺胞呼吸音，腹部は軟，腹部蠕動音正常，心窩部にごく軽度の圧痛あり．反跳痛なし．hepatojuglar reflux（肝頸静脈逆流）陰性，直腸診で腫瘤は触れず，黒色便を認める（便潜血は陽性であった）．

既往歴

糖尿病（20年前，内服薬のみで治療）

下肢の突っ張り感に対して整形外科からロキソニン® を処方され，ときどき内服している

薬剤歴

ダオニール® 2.5 mg 3T〔1日2回（朝2錠，夕1錠）〕，メデット® 250 mg 3T〔1日2回（朝2錠，夕1錠）〕，ロキソニン® 60 mg 1T（頓用）

飲酒：機会飲酒　　喫煙：なし

身体所見，既往歴から何を考え，どう対応するか

　NSAIDs（nonsteroidal anti-inflammatory drugs：非ステロイド性抗炎症薬）を服用している患者で，心窩部に圧痛があり著明な黒色便と血性の吐物を認める．肝疾患を思わせる病歴はないので，胃潰瘍による消化管出血が最も考えやすい．ショック指数（脈拍／収縮期血圧）は1.1．出血量は1,000〜2,000 mLであろうか．消化管出血での重症度や緊急内視鏡の必要性を判断する**Blatchford risk-stratification score**[※1]は15点と，もちろんハイリスクの消化管出血に分類され，緊急内視鏡が必要である．さあ，輸血の準備をして緊急胃内視鏡検査だ！

　入院の準備も進めておこう．超高齢者の消化管出血によるショック状態だ．ICU入室レベルの状態と判断してもよいだろう．そういえば，**ICU入室レベルの消化管出血**では10〜25%に心筋梗塞を合併すると研修医のときに指導医から教わったぞ．これは循環血漿量の減少に反応して心拍出量を維持しようとして心収縮の増強，心拍数の上昇が起こり，心筋酸素需要が増すことによるらしい．これにより，冠動脈に狭窄病変があれば心筋虚血が起こってしまうのだ．通常の心筋梗塞でみられるプラークの破裂による冠動脈の閉塞ではな

※1　**Blatchford risk-stratification scoreについて**[1]：消化管出血で入院した患者のうち輸血，手術，内視鏡的インターベンションを必要とする高リスクの患者を見分けるのに有用なスコアとされる．BUN，ヘモグロビン，収縮期血圧，脈拍，下血の有無，失神の有無，肝疾患の有無，心不全の有無により，リスクをスコア化する．

いらしい．それを指示するデータとして，消化管出血に伴う心筋梗塞すべてがnon-Q波梗塞であったという報告があるらしい．非貫壁性梗塞なのだな．心内膜下付近のみ虚血になるのか．

　この患者は高齢であり，糖尿病の既往があるので，冠動脈病変をもつ可能性は高いだろう．ショック状態により心筋虚血を起こしていてもおかしくないぞ．胃内視鏡検査の前に心電図をとっておこう．内視鏡中に心臓エマージェンシーなんてことはごめんだ．

case 11

検査　心電図をとっておく

　心拍数 70/分，正常洞調律，PQ間隔 0.12 秒，QRS間隔に異常なし，QT延長なし，異常Q波なし，明らかなST上昇・低下なし，Ⅰ，aVL，V4〜6で陰性T波（→）を認める．

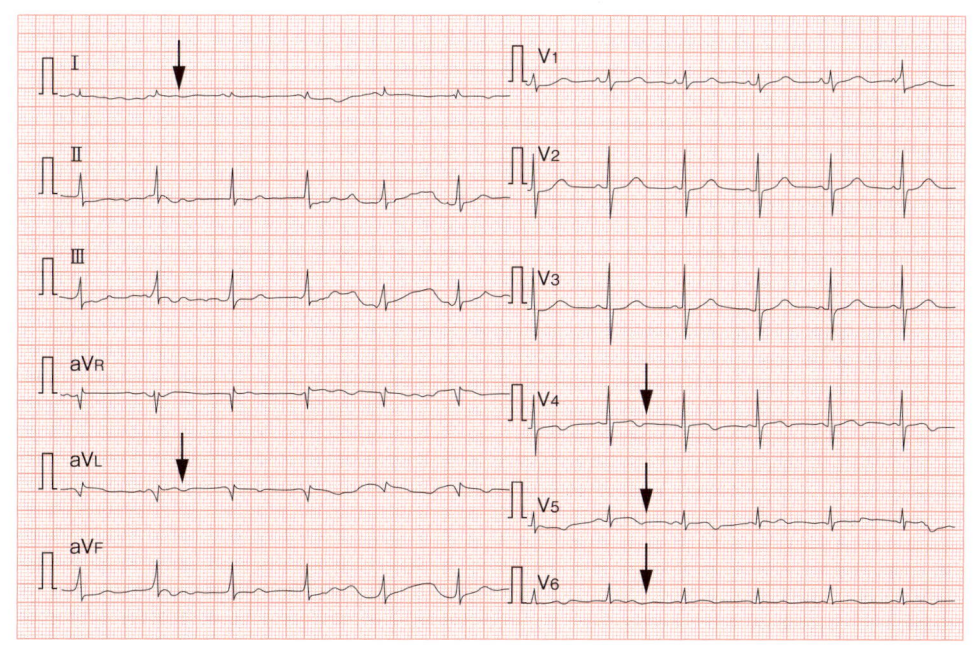

図1　心電図

心電図からどう考えるか

　陰性T波が出ている．やはり，心筋虚血がありそうだ．Ⅰ，aVL，V4〜6だから側壁ということでよいか．しかし，明らかなST上昇・低下はないので，典型的な急性心筋梗塞と診断するのは難しいな．消化管出血での心筋虚血はnon-Q波の心筋梗塞だというのだから，この患者さんでもその可能性は高いと考えてよいだろう．CK，Troponinの採血結果

もみて最終判断しよう．幸い補液によって血圧は 100 mmHg 台に上昇してきた．少し時間はかせげそうだ．

検査　採血結果が出る

WBC 7,000/μL，RBC 288×10⁴/μL，Hb 8.8 g/dL，MCV 90.0 fL，MCH 30.3 pg，Plt 20.3×10⁴/μL，CRP 0.0 mg/dL，BUN 15.3 mg/dL，Cre 0.6 mg/dL，AST 170 IU/L，ALT 62 IU/L，LDH 358 IU/L，CK 951 IU/L，T-bil 0.6 mg/dL，Alb 3.4 g/dL，Na 128 mEq/L，K 3.6 mEq/L，Cl 96 mEq/L，BS 299 mg/dL，Troponin T ＋

採血結果をどう考え，どう対応する

う～ん，やはり CK と CK-MB（追加実施で確認）が上昇している．CK の上昇，Ⅰ，aVL，V4～6 の陰性 T 波より，やはり側壁枝の心筋梗塞としてよいだろう．しかし，側壁の梗塞だけではショックを引き起こすほどの広範囲の心筋障害は引き起こさないだろう．ショック自体は消化管出血でよいのだろうか？　大量の消化管出血によるショックとそれに伴う非貫壁性の小範囲の急性心筋梗塞と考えてみよう．緊急にマネジメントとすべきは，消化管出血か心筋梗塞か？　小範囲の心筋梗塞で心機能に問題がないとしたら，保存的治療のみでも乗り切れるだろう．やはり消化管出血の評価，そして出血源に対する止血が先決だ．心エコーで心原性ショックでないことを短時間で確認して，その後すぐに胃内視鏡をしよう．内視鏡医に連絡し，検査の準備だ．内視鏡室の準備ができるまでに，循環器科医にコンサルトして心エコーだ．

検査 **心エコー検査**

図2　心尖部長軸断層像
EF（ejection fraction：心駆出率）は60〜70％，明らかなasynergy（壁運動異常）は認めない．心尖部に心嚢液が2 cm貯留している（→）．左室後下側壁の心筋の一部に壁欠損を思わせる像（→）がみられる．

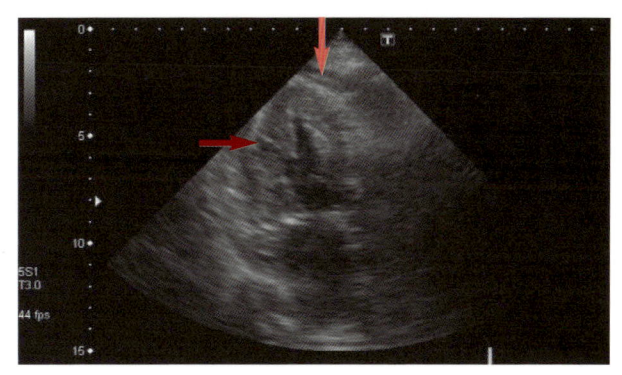

心エコー所見をどう考え，どう対処する

　やはり心機能はよさそうだ．心原性ショックではないということでよい．asynergyがないということは梗塞は起こしていないということなのか…？非貫壁性の梗塞なのでエコーでははっきり検出できない程度の異常なのだろうか？ 心嚢液は何が原因だろう．心機能に影響を与えていないので急性のものではないのかもしれない．しかし，急性であってもそんなに大量ではないから心機能に影響が出てないだけかもしれないが…．左室後下側壁の壁欠損にみえるところは一体なんなんだ？ うーん，すべての解釈が難しいぞ．循環器科医はどう判断するのだろう．

相談 **循環器科医**

　確かに，心筋酵素は上がっていますが，EFは保たれていて，壁運動の低下はないですね．心筋梗塞でショックを起こしているとは考えにくいです．少量の心嚢液は溜まっていますが，この心嚢液が急性のものか慢性のものかは，現時点ではわかりません．ただ，壁運動を阻害している状態ではないのは明らかです．左室後下側壁の陰影欠損は，現時点ではどう判断すべきかはっきりわかりません．黒色便，血性吐物で来院し消化管出血によるショックが疑われている状態ですから，少なくともヘパリンなどの抗凝固薬を使用するカテーテル検査を行うのは，現時点では控えたいですね．

　やはり心エコー所見の正確な解釈は難しそうだ．少なくとも心筋梗塞に対して緊急カテーテル検査ということは今のところはない，ということはよいだろう．当初の考え通り上部内視鏡で消化管出血の評価を行おう．

| 検査 | **緊急上部内視鏡施行**（図3，4）

内視鏡施行前に胃洗浄を施行し，暗赤色〜黒色の胃内容物が吸引された．
　胃全体に軽度のびらん性出血胃炎（➡）を認めるが，胃角部・前庭部を含め潰瘍性病変は認めない．十二指腸，食道にも出血性病変は認めなかった．

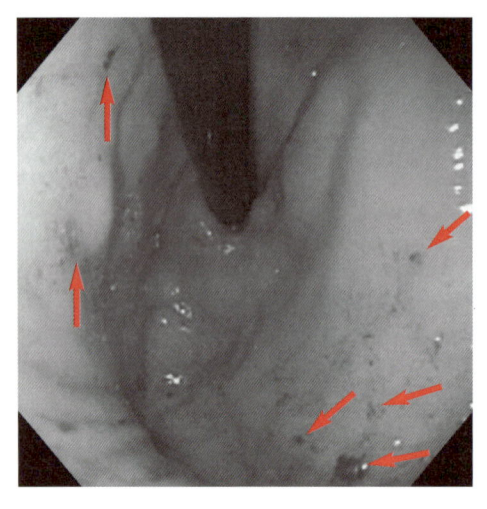

図3　胃穹窿部
巻頭カラー図9参照．

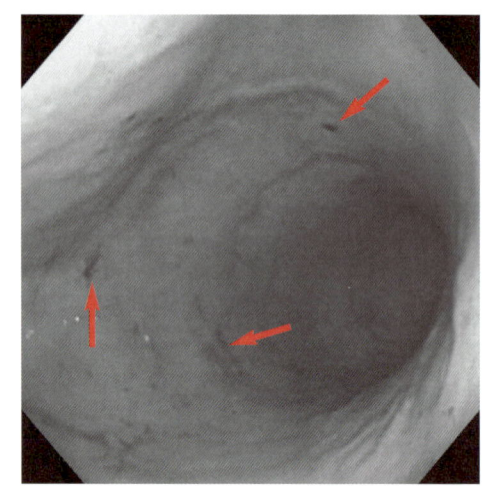

図4　胃体下部〜幽門前庭部
巻頭カラー図10参照．

内視鏡所見からどう考えるか？

　びらん性出血胃炎であり，血性吐物の原因はこれでいいだろう．しかし，出血性の潰瘍病変はない．NSAIDsによると思われる**前庭部の多発性潰瘍**もない．これらの病変だけで急性の大量出血を起こすとは考えにくい．貧血は急激に起こったものではないのかもしれない．80歳代という高齢者だから，以前からこの程度の貧血があったことは十分考えられる．そのほか口腔内，鼻腔などにも出血源は見当たらなかった．ショックの原因はやはり心臓？？　心機能は悪くないのに…．ますますわからなくなってきたぞ．
　何はともあれ，急性の消化管出血がある程度あったのは間違いない．ヘモグロビンは遅れて低下してくるかもしれないから，輸血はしておいても悪くはないだろう．輸血のオーダーだ．

経過 その後の経過

　集中治療室入室後，輸血MAP4単位，細胞外液3,000 mL点滴施行．しかし，血圧は再び徐々に低下し，収縮期血圧80 mmHg台が2時間ほど続いた．循環器科医とも相談し，ノルエピネフリン0.1γ，ドーパミン5γを使用し，入院4時間後には血圧は120 mmHg台に上昇した．

　しかし，入院8時間後，再び血圧は70 mmHg台に低下，意識レベルも低下．血圧は70/40 mmHg　心拍数100/分，呼吸数20/分，SpO₂ 95%（経鼻酸素21/分），頸静脈怒張あり．心音はⅠ音・Ⅱ音正常でギャロップはなく，雑音もない．正常呼吸音．

経過をどう考える

　再びショックだ．原因はなんだろう？ 活動性の消化管出血はなく，輸液・輸血をしたにもかかわらず，再びショックをきたしているのだ．初診時のCK上昇，原因不明の心嚢液貯留を考えると，やはり**心原性ショック**を考えるべきか．心病変に何か変化があったのかもしれない．梗塞の進展？ 心嚢液の進展による心タンポナーデ？ 再度心エコーだ．

検査 再度，心エコー検査を実施する

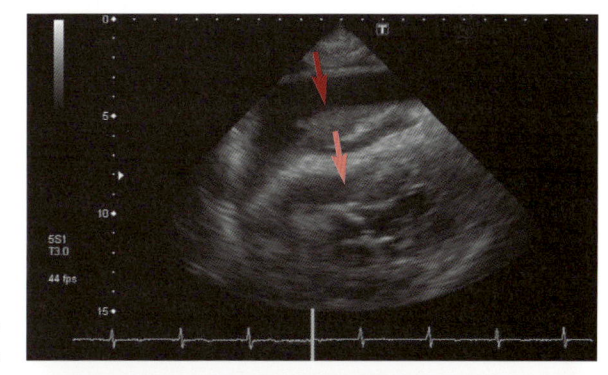

図5　拡張期末期
右心室が虚脱している（→）．
心嚢液が増加している（→）．

図6　収縮期末期
心嚢内は血腫と思われる高エコー構造物（○）が観察される．心嚢液に圧迫されるように，壁運動が障害されている．

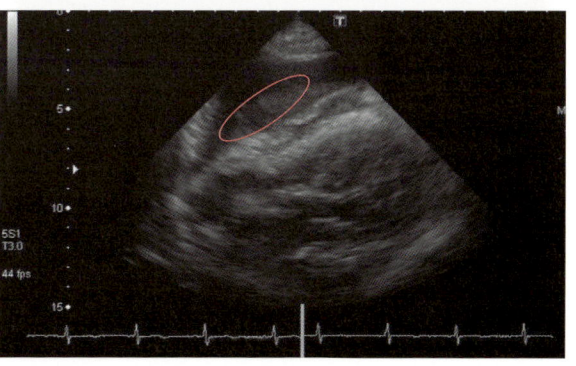

心エコー所見をどう考え，どう対処する

やはり，心タンポナーデだ！ 間違いない．原因は何だ？ 1回目の心エコーでの左室後下側壁に壁の欠損にみえたところがあったが…．そうだやはり心筋の断裂だったのだ．急性心筋梗塞による心破裂だ．循環器科にコンサルトし緊急心嚢穿刺だ．

経過　その後の経過

心嚢穿刺
　　心窩部よりカテーテル留置
　　血性の心嚢液が吸引され，血圧は 80 mmHg から 140 mmHg に上昇

心臓カテーテル検査
　　左室造影　（図7）：下壁から心嚢腔に造影剤の oozing（漏出性の出血）を認めた（→）
　　冠動脈造影（図8）：Seg.7 75％，Seg.13 75％，Seg.15 90％
　　　　　　　　　　Seg.15　冠血管内に浮遊血栓を認めた（→）．

【診断】Seg.15 の急性心筋梗塞とその再開通による左心室破裂

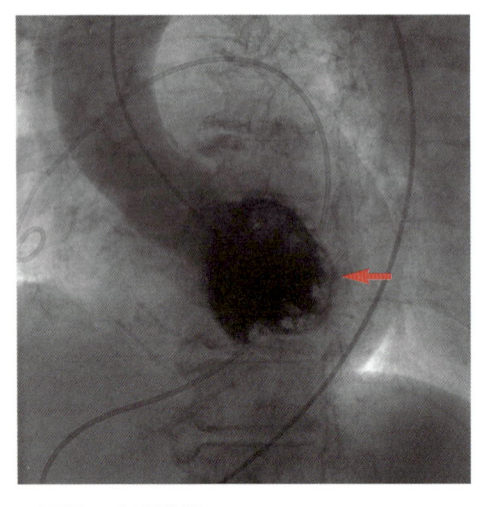

図7　左室造影 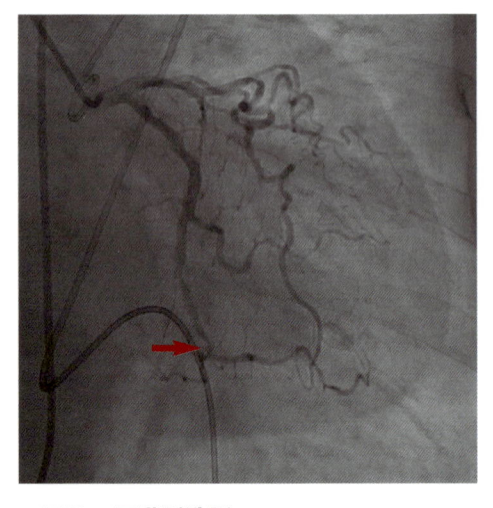　　　　　　　図8　冠動脈造影

診断後の経過

　心破裂は，緊急心臓手術の適応である．このままでは致死的であることを説明したが患者，家族は手術加療を希望されず，血圧コントロールのみで経過観察となった．文献上では亜急性の心壁破裂において緊急手術なしで急性期を脱した症例の報告はある．しかし本

例では，その後，第2病日，来院約30時間後に，急激に血圧が低下し死亡した．

本症例の振り返り

　初診時には消化管出血による循環血量の減少によるショックが関係した心筋虚血を考えた．心エコーで壁欠損像と心嚢液貯留を疑う所見があったが，循環器科医との相談により壁運動が良好なため内視鏡を優先して行った．しかしショックを起こすほどの消化管出血は認められず，結果的に心破裂からの急性心タンポナーデによる心原性ショックが主病態と考えられた．血液検査でCKだけでなくAST，LDHもすでに上昇しており，心筋梗塞が発生してから少なくとも1日以上は経過していると考えられる．20年の糖尿病歴があるため心筋梗塞が無症候性となってもおかしくない．また，側壁の梗塞であれば循環動態に大きな影響を与えず，症状が出にくかったのかもしれない．もし広範前壁中隔の梗塞であったなら，疼痛は自覚しないまでも不整脈や心不全による症状で来院していたかもしれない．
　心筋梗塞後の心筋破裂についてUpToDate® で調べてみると，危険因子は

① はじめての梗塞
② 初診時にすでにST上昇やQ波を認める
③ ピークのCK-MBが150 IU/Lを超える
④ 前壁梗塞
⑤ 70歳以上
⑥ 女性

などである．今回のケースでは①，⑤，⑥しか当てはまっていない．はじめてのケースに起こりやすいのは，その心筋に側副血行路がまだ十分発達していないことが要因と考えられている．さらに発症後どのくらいの時間経過で起こってくるかによって，破裂の病理が異なってくるらしい．発症3日以内では，壁の厚さに変化のない貫通性の破裂．発症4日以上では，壁が薄くなり膨瘤した後に破裂．今回のケースでは心エコー像から前者が当てはまる．
　以上のことを考えると今回のケースの推論としては，長期罹患の糖尿病があり，おそらく来院1，2日前に**無症候性心筋梗塞**が発生したが，本人が症状を自覚するには至らなかった．しかし，ストレス性の急性胃粘膜性病変は発症していて軽度の消化管出血が生じていた．そこに入院当日に心筋破裂が起こり，急性心タンポナーデにより血圧低下をきたして救急車搬送となったと考えられる．
　心エコーで壁運動は良好ということで心臓から一度頭が離れてしまったが，心タンポナーデによるショックの主病態は急性の**拡張障害**であり，収縮能は保たれていたのだ[2]．
　今回，仮に早い時点で心筋破裂による急性心タンポナーデと診断していたとしても，患者の背景を考えると結果は変わらなかったかもしれない．今回の症例では，消化管出血の

際には常に心疾患の合併の可能性を頭に入れておく，という教訓を改めて認識することとなった．また，**糖尿病の高齢者は症状が非典型的になりやすいため要注意である**，ということも再度肝に命ずることになった．

最終診断

糖尿病関連無症候性急性心筋梗塞と心破裂・急性心タンポナーデ，心筋梗塞のストレスによる急性胃粘膜病変（AGML）

AGML：acute gastric mucosal lesion

今回の教訓

- 高齢の糖尿病患者に何らかの全身状態の変化があったら，心筋梗塞を考えよう
- 中等症以上の消化管出血では，心筋梗塞の合併も考えよう
- 高齢女性の初発心筋梗塞では，心破裂に注意しよう

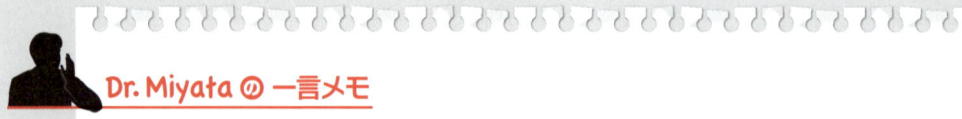

Dr. Miyata の 一言メモ

まさかそんなことはないだろう，こうであってほしい，…アウトカム・バイアス，価値バイアスに陥っていませんか？

　私たちは，悪いアウトカムよりも良いアウトカムにつながる決断をする傾向があります．また，生じていると考えていることよりも，起こってほしいと思っていることをより大きく見積もる傾向があります．前者を**アウトカム・バイアス**，後者を**価値バイアス**と言います．今回は，心筋梗塞患者の心エコーを実施した際に心嚢液貯留と左室壁の一部欠損を認めましたが，まさか心破裂などとは思いませんでした．もしかすると，これらのバイアスが働いていたのかもしれませんね．

　しかし，後から考えたらいくらでもつじつま合わせの思考過程を展開することはできます（hindsight bias：**後知恵バイアス**）．今回は，臨床経過をじっくり評価し直して正しい診断に結びつけたのですから，後知恵バイアスで初期の決断に自信をなくしてしまう必要はありません．

参考文献

1) Blatchford, O., et al.：A risk score to predict need for treatment for upper-gastrointestinal haemorrhage. Lancet, 356：1318-1321, 2000

2) Asher, C. R. & Klein, A. L.：Diastolic heart failure: restrictive cardiomyopathy, constrictive pericarditis, and cardiac tamponade: clinical and echocardiographic evaluation. Cardiol Rev, 10：218-229, 2002

3) Bhatti, N., et al.：Myocardial infarction in critically ill patients presenting with gastro-intestinal hemorrhage：retrospective analysis of risks and outcomes. Chest, 114：1137-1142, 1998

4) Blinc, A., et al.：Subacute rupture of the left ventricular free wall after acute myocardial infarction. Three cases of long-term survival without emergency surgical repair. Chest, 109：565-567, 1996

case 12

神経内科，整形外科，泌尿器科で診てもらっているんですが，身体がむくんできたんです…

高橋早織

症例

　80歳男性．7年前からParkinson病のため近くのA神経内科医院に通院していた．2年前より左背部痛を自覚し，B整形外科医院で鎮痛薬を処方されていた．1年半前から前立腺肥大症と神経因性膀胱でC泌尿器科医院に通院中であったが，1カ月前より下腿浮腫が目立つようになり，同医院で利尿薬を処方された．下腿浮腫は一時軽快したが2週間前より再び出現するようになり，増悪するようになってきた．さらに，1週間前からは全身の浮腫と尿量減少がみられるようになり，全身倦怠感が著明となったため，A神経内科医院から当院総合内科を紹介され受診した．排尿はセルフカテーテルで行っており，これまでは1日尿量は約1,200 mLあったが，5日前からは約600 mLに減少していた．発熱はみられず，咳嗽や喀痰，盗汗はなかった．

　既往歴としては，10歳代に肺結核，70歳からParkinson病，73歳のときに鼠径ヘルニア手術がある．この手術の術前検査の際に，陳旧性肺結核による二次性肺高血圧症の存在を指摘された．飲酒歴はなく，喫煙は20本/日×40年．60歳のときから禁煙している．

病歴からまずどう考える？　〜総合内科医の頭の中

　慢性に増悪してきた浮腫と乏尿を呈する高齢男性．左背部痛のためNSAIDを服用している可能性が高いが，2年前から内服していると思われるからNSAIDによる浮腫は考えにくい．真っ先に頭に浮かぶのは，この年齢ならやはり**心不全**か．虚血性心疾患や弁膜症による心不全だろうか？　今までに胸痛のイベントはないようだが，高齢者であるから無痛性の心筋虚血発作をくり返して虚血性の心筋症を起こしていてもおかしくはない．**高齢になるまで弁膜症が指摘されないまま心不全で見つかることもある**．しかし，7年前の術前検査で肺高血圧は指摘されているが，虚血性の心電図異常や弁膜症は指摘されていない．また，二次性肺高血圧による右心不全が出てもおかしくないと思うが，この1カ月で急速に病態が悪化するような誘因はなさそうだ．神経因性膀胱で泌尿器科に通院中らしいが，自己導尿はきちんとできていたようだから，泌尿器科トラブルによる腎機能障害による乏尿，浮腫は考えにくそうだ．しかし，念頭にはおいておこう．腎後性の腎不全ということもあるかもしれない．

　全身性の浮腫という点から考えてみよう．まずは血清のアルブミンが低下しているかど

うかが一番の鑑別点だ．アルブミンが低下していないのなら，やはり心不全を考えよう．腎不全も忘れないようにしたい．アルブミンが低下しているなら肝硬変，栄養不良，ネフローゼだ．見ためにはかなりやせているので，栄養不良はあるかもしれない．アルブミンの低下はありそうだ．アルブミンの低下による浮腫と，心不全・腎不全による浮腫の両方が関与した病態かもしれない．高齢者の病態はしばしば複雑になりがちだ．しかし，じっくりと基本的な思考過程を辿れば，一見複雑そうにみえる病像の糸もゆっくりとほぐしていけるはず！

高齢ではあるがしっかりされていて，病歴も詳しく聞くことができる．数年来，神経内科，泌尿器科，整形外科の医院に真面目に通院していて，過去の検査データのプリントをもらっている．どれどれ？　先週の時点で肝機能・腎機能は異常ないようだ．やはり，アルブミンの低下はあったんだ，2.5 g/dLか．低栄養と心不全による全身性浮腫をまずは考えていこう．

診察

身体所見：病歴をふまえて診察開始！

意識清明，身長155 cm，体重40 kg，体温37.0℃，呼吸数30/分，血圧116/80 mmHg，脈拍数102/分・整，SpO$_2$ 93％．

顔面を含む全身に浮腫あり．結膜は軽度貧血気味，黄疸なし．口腔内異常なし．表在リンパ節は触知せず，皮疹も認めない．頸静脈怒張あり．チアノーゼなし．心音に異常はない．左胸郭変形，呼吸音は左下肺部で減弱しているが，ラ音は聴取しない．腹部は平坦で軟で圧痛はない．腸音に異常はなし．肝を2横指触知する．脾は触知しない．右鼠径部に手術痕あり．脊椎は高度前彎あり．四肢関節の変形なし．両下腿に圧痕を伴う浮腫あり．pit recovery timeは30秒．下肢静脈瘤なし．両側橈骨動脈は良好に触知，左右差なし．両側足背動脈は良好に触知する．四肢に冷感あり．

身体診察から考えられること

SpO$_2$がやや低下しているが90％は保たれているので，PaO$_2$は60 Torr以上はある．ただ，呼吸数が上昇しているので，安定期よりも大分低酸素にはなっているように思われる．発熱はない．血圧は保たれている．それにもかかわらず心拍数が100を超えている．明らかな**頻脈**だ．ということはやはり心不全を考えたい．頸静脈も怒張している．肝臓も2横指触れる．これらの所見は右心不全を示唆する．顔色は悪く，皮膚も青白くてカサカサして手足も冷たい．心拍出量が低下してプレショック状態になっている可能性もある．肺聴診上cracklesは聞こえないので，肺うっ血は強くはなさそうだ．やはり右心不全が病態のメインでよいだろう．はっきりした心雑音は聞こえなかったので，弁膜症は考えにくい．

Ⅲ音，Ⅳ音がはっきりしなかったのは心不全にしてはちょっと変だが，上手く聞き取れなかっただけだろうか．pit recovery timeが40秒以内だから，血清のアルブミンは2.5 g/dL以下を示唆している．引き続き，低栄養も浮腫の原因に加味しておかなければならない．左下肺の**呼吸音が減弱している**のはどう考えるか？ 胸水？ 無気肺？ 腫瘍？

　ここまでで考えられることは，右心不全がメインの心不全と低栄養による全身性浮腫，左肺に何らかの病変が存在することだろう．

検査　入院時ルーチン検査：アルブミン低下の原因をルーチン検査でスクリーニング

血液検査：

尿所見：尿比重1.018，タンパク（±）定量23.2 mg/dL，糖（−），潜血（±）．

血液所見：WBC 6,100/μL，RBC 397×10⁴/μL，Hb 10.6 g/dL，MCV 81.6 fL，MCH 26.2 pg，Plt 38.7×10⁴/μL，PT 69.2％，APTT 41.3秒（基準対照30.4），血漿フィブリノゲン414 mg/dL，Dダイマー 12.2μg/mL

血液生化学所見：空腹時血糖107 mg/dL，TP 6.0 g/dL，Alb 2.5 g/dL，BUN 47.1 mg/dL，Cr 1.2 mg/dL，直接ビリルビン0.49 mg/dL，間接ビリルビン0.09 mg/dL，AST 18 IU/L，ALT 7 IU/L，LDH 240 IU/L，ALP 301 IU/L，γ-GTP 30 IU/L，CK 91 IU/L，Na 145 mEq/L，K 4.5 mEq/L，Cl 105 mEq/L，Ca 4.5 mEq/L，P 3.7 mEq/L，CRP 5.8 mg/dL，TSH 2.73μIU/mL，FreeT4 1.24 ng/dL，BNP 219 pg/mL．

血液ガス検査：room air，pH 7.472，PaO_2 72.2 Torr，$PaCO_2$ 36.1 Torr，HCO_3 25.8 mmol/L，BE 2.2 mmol/L

検査結果から考えられることは？

　軽度のタンパク尿と低アルブミン血症．鉄欠乏性貧血，あるいは炎症性貧血を示唆する小球性低色素性の軽度の貧血．CRPの上昇．心不全を示唆するBNPの上昇．軽度の低酸素血症．う〜ん，これといって，大きくデータが乱れているわけではないな．炎症反応の上昇は気になる．高齢者なので発熱のない肺炎ということもあり得るが，呼吸音ではcracklesは聴取されていない．右心不全をメインとする心不全と低栄養状態による低アルブミン血症，これらによる全身性浮腫でよさそうだが，次に考えなければならないのは，心不全と低栄養状態の原因だ．CRPの中等度の上昇，左下肺の呼吸音の低下を考えると，肺癌と閉塞性肺炎による無気肺，悪液質による低アルブミン血症というストーリーはどうだろう？ そのときには心不全は一元的に説明可能だろうか？ なるべく**「オッカムのかみそり」**[※1]の

原則に従いたい．しかし，高齢者なので「**ヒッカムの格言**」※2 もたびたび適応される．虚血性心疾患による心不全と肺癌という2つの病態だろうか？

心電図と胸部X線で確認をしてみよう．

※1 得られたさまざまな症状・所見のすべてを1つの原因で説明するように考えること（特に50歳以下の患者において）．
※2 患者はたまたま2つ以上の疾患を同時にもつことがあるので，症状・所見を複数の原因で説明するように考えること（特に50歳以上の患者において）．

case 12

検査 心疾患，呼吸器疾患を診断するため心電図と胸部X線を実施する

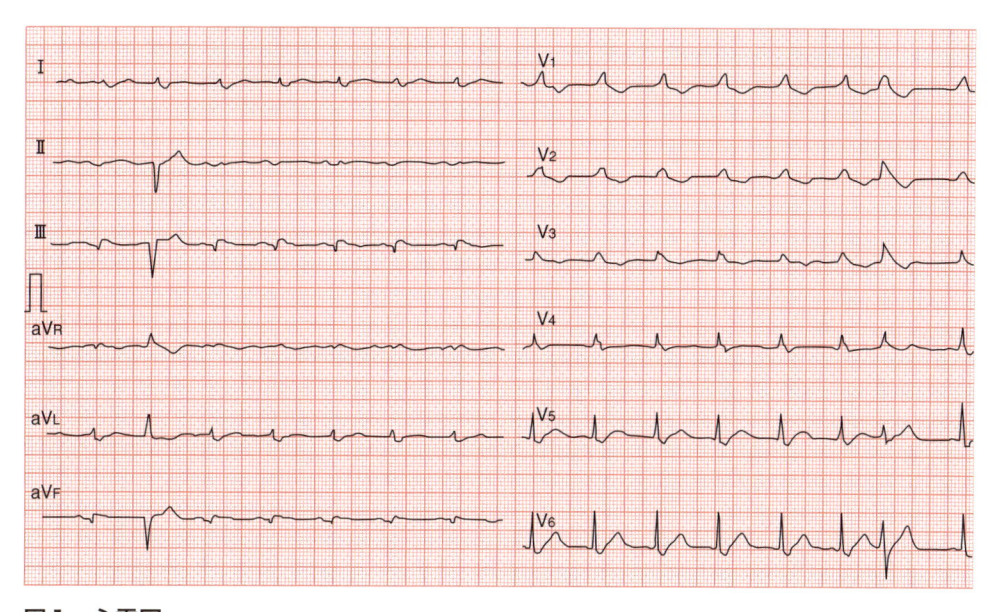

図1　心電図

12. 神経内科，整形外科，泌尿器科で診てもらっているんですが，身体がむくんできたんです…　　145

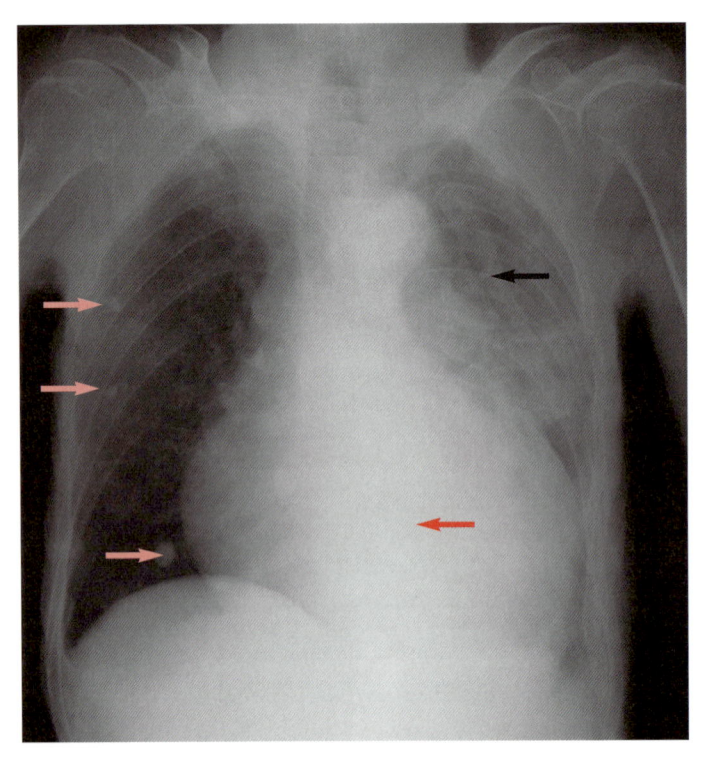

図2　胸部X線（臥位）

心電図とX線所見からわかること

　心拍数は90/分でPVC（premature ventricular contraction：心室性期外収縮）がみられる．完全右脚ブロックはあるが，大きな異常はみられない．しかし**著明な低電位**だ．ということは心嚢液の貯留？　胸部X線はどうだろう．心拡大が著明だ．心陰影は下部が著明に左右に広がり，いわゆる**水差し型**となっている．やはり心嚢液貯留があるのは間違いなさそうだ．**下行大動脈がシルエット・アウト**されている（図2➡）．左下肺の病変というのは下葉の無気肺でよいだろう．その原因は何だろう？　閉塞性の無気肺？　それなら肺癌か？　いや，左肺全体の透過性が低下しており（図2➡），著明な胸水が示唆される．**圧排性の無気肺**でもよい．肺野には陳旧性肺結核による石灰化陰影が散在しているが（図2➡），これは周囲に浸潤影や娘結節のない孤立性の小結節なので問題にならないだろう．

　心嚢液貯留，左胸水，左下葉の無気肺．もし心タンポナーデが進行中だとすると迅速な対応を要する．まずは心エコーで心嚢液を確認だ．

検査　心エコー検査：心嚢液を確認して，迅速な処置を計画する

心エコー（ベッドサイドでの簡易エコーのため写真記録なし）：

　心窩部からのアプローチで左室から心尖部をとり囲むように5 cmのエコーフリースペースがある．スペース内のエコーは均一な低エコーレベル．右房と右室は虚脱し，左房と左室の拡大はない．左室壁厚は正常で，EF（ejection fraction：心駆出率）は67％あり左室壁運動はhyperkinetic（収縮亢進）である．下大静脈は拡張し，呼吸性変動は消失．

心嚢液を確認し，次に何を考え，どうするか

　左室をとり囲む5 cmのエコーフリースペースがあることから，大量の心嚢液が貯留していることが確認できた．心嚢液の圧排による右心腔の虚脱もみられる．心タンポナーデが進行しつつあると考えられるだろうか？心タンポナーデとするなら，"Beckの三徴""奇脈""Kussmaul徴候"があるか？

【Beckの三徴】
① 血圧低下：うんうん，入院してから血圧が110→100→90 mmHgと徐々に下がってきている．まずい状況か．
② 静脈圧上昇：確かにある，頸静脈がしっかり怒張してるから．
③ 心音減弱：うーん，どうかな？少し弱いかもしれないけど，これははっきりしない．

【奇脈】 脈が吸気の場合に弱く，呼気の場合に強くなるというが，この患者さんは呼吸も脈拍も速くてよくわからない．なかなか教科書どおりには所見はとれないものだ．

【Kussmaul徴候】 吸気時に頸静脈怒張が著明になるはずだが，これも呼吸が速くよく確認できない．

　すべての所見はもちろん満たさないが，心タンポナーデは十分に疑わなければならないだろう．

　よし，ショックに対応しつつ，緊急に心嚢液を穿刺だ．点滴ルートを確保．カテコールアミンも使用．背中が曲がっていて半座位が苦しそうだが，何とかクッションで支えてもらって心窩部の剣状突起下からアプローチ．肺損傷，心筋損傷，冠動脈損傷に気をつけて，不整脈もモニターしながら穿刺．淡紅色の血性心嚢液だ．カテーテルを留置して持続ドレナージ．100 mL…，200 mL…，300 mL…，まだまだ抜けてくる．血圧が少しずつ戻って100 mmHgを超えて安定してきた．息苦しさが少しとれてきたようだ．なんとか急場はしのいだ．よかった．

ここまでの病態をどう考え，どう診断にせまるか

　心嚢液の原因となるのは，急性心膜炎，心臓手術，結核，心筋梗塞，膠原病，腎不全，悪性腫瘍，甲状腺疾患，代謝障害（脚気など），外傷，特発性が教科書的に挙げられるが，高齢者，低栄養状態，血性心嚢液となると，やはり癌性心嚢液を第一に考えたい．肺結核の既往があるから結核性も念頭にはおいておこう．心嚢液の細胞診と細菌塗抹培養検査を出しておく．

　ここまでの病態をまとめてみよう．高齢男性に慢性に進んできた低栄養状態と心嚢液貯留である．ここではオッカムのかみそりの原則によって，まずは悪性疾患による病態で説明したい．つまり，悪性腫瘍による低栄養，悪性腫瘍の転移による心外膜炎，心タンポナーデが考えられる．心嚢液の細胞診結果が出るには1週間はかかる．それまでに侵襲性の少ない検査で悪性腫瘍を検索しよう．癌性心膜炎だとすると，男性では肺癌，女性では乳癌が最も多い原因だ．胸部X線写真で左下葉の無気肺がみられていた（図2）．単に胸水による圧排性の無気肺ではなく，肺癌による閉塞性の無気肺なのか？悪性リンパ腫による心嚢液もよくみられる．表在リンパ節は腫脹していないが，胸腔・腹腔のリンパ節はわからない．肺癌，悪性リンパ腫の有無を確認するために，胸・腹部CT検査を実施してみよう．

検査　胸・腹部CT検査を施行する

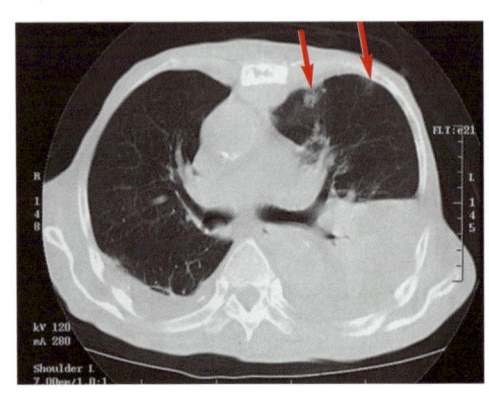

図3　胸部CT（肺野条件）　　　図4　胸部CT（縦隔条件）

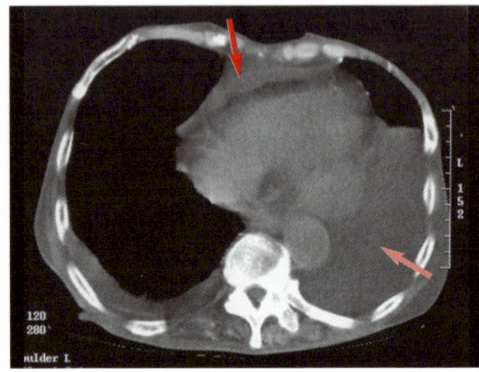

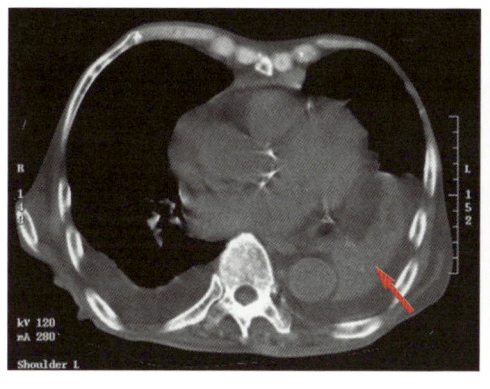

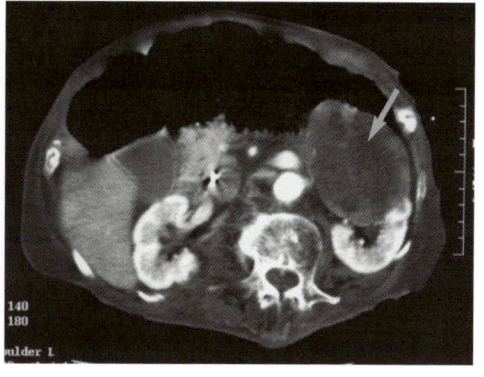

図5　胸部CT（縦隔条件）図4のやや下方　　図6　腹部CT

胸・腹部CTからどう考えるか？

　　胸部CTの肺野条件では，左上葉に炎症性の変化を疑わせる淡い浸潤影が散見される（図3➡）．積極的に肺癌を疑う所見ではないが，高分化型の腺癌を完全に否定することは難しい．縦隔条件はどうだろう．図4では著明な心嚢水が確認される（図4➡）．また，胸水も著明である（図4➡）．縦隔内に明らかなリンパ節腫脹はない．悪性リンパ腫は否定的である．肺癌のリンパ節転移の可能性も低い．そうすると肺野病変→肺癌→癌性心膜炎というストーリーは考えにくい．図5では左下葉は無気肺になっているが（図5➡），これは当初考えていたように胸水による圧排性の無気肺と考えてよいだろう．

　　腹部CTはどうだろう．一目瞭然だ．左腎に大きな腫瘍を認める（図6➡）．腎癌だ．**腎癌は10〜25％に心膜転移を起こす**といわれる．腎癌による心外膜炎だったのだ．そうか，2年前からの左背部痛はこのためだったのか…，気がつかなかった．

最終診断

腎癌，癌性心膜炎，心タンポナーデ

経過　その後の経過

　　泌尿器科ドクターにコンサルト．腫瘍径が7cmを超えて，癌性心膜炎の遠隔転移があることから，ステージⅣの腎癌と診断された．明らかな進行癌であるが，原発巣を切除しインターフェロン治療をすると延命が得られるというエビデンスがある．しかし，本例の

場合，患者さんの衰弱が激しく，治療困難と判断された．ご本人，ご家族と相談の結果，総合内科で心囊ドレナージを含めた全身管理と，疼痛コントロールにて終末期ケアを行っていくことになった．

　今後の計画がほぼ決まったところで心囊液の検査結果が戻ってきた．細胞診class Ⅱ，細菌培養陰性，抗酸菌PCR陰性，結核菌培養陰性．ちなみに，胸水も穿刺したが，胸水は淡黄色透明，Lightの基準では滲出性であり，細胞診はclass Ⅱ，培養陰性，抗酸菌PCR陰性であった．腎癌の胸膜播種は稀であり，悪性胸水のうち1〜2％程度である．本例の胸水は腎癌によるものかどうか確定できていない．心囊液，胸水とも細胞診で確証が得られないことはたびたび経験することだ．

　2年前からの背部痛があり，前立腺肥大症で通院中のクリニックで前立腺エコーなどの検査を受けていたが，今回入院するまで腎臓を含む画像検査を受ける機会はなかった．この背部痛は腎癌によるものだったのだ．徐々に背部痛が著明となったので，オピオイドの使用を行い，疼痛管理を行った．心囊ドレナージにより一時的に血圧が安定し，会話が可能な時間もあったが，次第に全身倦怠感による苦痛のためせん妄が強くなり鎮静を要した．終末期にはご家族の理解と協力も得られ，多くのご家族に見守られながら入院第20病日に永眠された．

今回の教訓

- 高齢者はさまざまな症状をもつことが多い．これらを一つ一つ丁寧に病態を考えていく当たり前の姿勢が大切．診断のはじめにこれらをすべてゼロから考え直してみよう
- 高齢者でも，さまざまの病態をなるべく1つの疾患で説明できないかとまずは考えてみよう
- 全身状態の悪い高齢者の心囊液では癌性心膜炎（特に肺癌，乳癌，稀に腎癌）を考えよう

Dr. Miyata の 一言メモ

トリアージの暗示に陥らないために診断的タイムアウトをとろう

　本例では，全身性の浮腫に重点を置いて診断を進めていき，確定診断にたどりつきました．しかし，腎癌は想定していませんでした．思考過程のはじまりに2年前から続いていた左背部痛を考慮していなかったためです．また，3人の前医もそれぞれの専門領域の病態については長年良好にマネジメントしていましたが，腎癌による背部痛の可能性は全く考えていませんでした．はじめに誤った方向で診察が始まると大きなエラーにつながることがあり，また，どの科で診てもらうかによってすべてが決まってしまうといったこともよくあります（Geography is density）．これらのことを**トリアージの暗示**（triage-cueing）といいます．

　診断の思考過程を見直し新たな病態を見つけるためには，思考のペースを意識的に落とし，場合によっては全くの白紙から診断を考え直すよう，"**診断的タイムアウト**"をとることが有用といわれています．あせらずじっくり診断を進めていきましょう．

case 12

参考文献

1）Nardell, E. A., et al. : Case records of the Massachusetts General Hospital Weekly clinicopathological exercise Case22-2004 : A 30-year-old woman with a pericardial effusion. N Engl J Med, 351 : 279, 2004

2）Koh, K. K., et al. : Adenosine deaminase and carcinoembryonic antigen in pericardial effusion diagnosis, especially in suspected tuberculous pericarditis. Circulation, 89 : 2728-2735, 1994

3）Roberts, W. C. & Spray, T. L. : Pericardial heart disease. Curr Probl Cardiol, 2 : 1-71, 1977

4）早野明子，他：癌性心嚢炎16例の検討．呼吸と循環，39：683-686，1991

5）福田秦樹，他：剖検例17例を含めた癌性心嚢炎30例の検討．日胸疾会誌，25：744-751，1987

6）正木千穂，他：癌性心嚢水貯留による心タンポナーデをきたした卵巣癌の2例．日産婦関東連会報，39：3-9，2002

case 13 熱が出て体が痛くて治らないんです…

加藤隼悟

症例

　80歳女性．以前から肺気腫によると思われる慢性咳嗽と喀痰が認められていたが日常生活は問題なかった．入院一カ月前から徐々に倦怠感が出現した．一週間前に38℃の発熱と両下肢の筋肉痛を認め，近医を受診し白血球数17,300/μL，CRP11.5 mg/dLで胸部X線写真では両側下肺野の網状影を認め（図1），肺炎を疑われてセフトリアキソン1 gの注射とレボフロキサシン500 mgの内服で治療が開始された．5日間治療を継続したが，症状は変わらず連日38.5℃程度の発熱が続いており，食欲が低下し1カ月で1～2 kgの体重減少もあり当院総合内科紹介となった．

　既往歴としては30代で帝王切開，60歳頃から肺気腫を指摘されており，75歳で帯状疱疹を罹患し，現在まで帯状疱疹後神経痛あり．同時期より脂質異常症も指摘されており，腰痛で整形外科にも通院している．家族歴は特記事項なく，元農家で現在は80代の夫と2人暮らし．動物との接触やダニ咬傷，海外旅行，公衆浴場の利用はない．アレルギーや飲酒歴はないが，10本/日×60年の喫煙をしている．その他としては，最近の抜歯歴はない．自覚症状としては，頭痛，関節痛，レイノー現象，皮疹，筋力低下，目や口の渇きは認めていない．

　内服薬は以下の通り．プロブコール（250 mg）1回2錠 1日2回，アンブロキソール塩酸塩除法剤（45 mg）1回1錠 1日1回，クロチアゼパム（5 mg）1回1錠 睡眠前，リマプロストアルファデクス（5μg）1回2錠 1日2回，アレンドロン酸ナトリウム水和物（35 mg）1回1錠 一週間1回，アルファカルシドール（0.5μg）1回1錠 1日1回，L-アスパラギン酸カルシウム（200 mg）1回1錠 1日1回，ロルノキシカム（4 mg）1回1錠 疼痛時

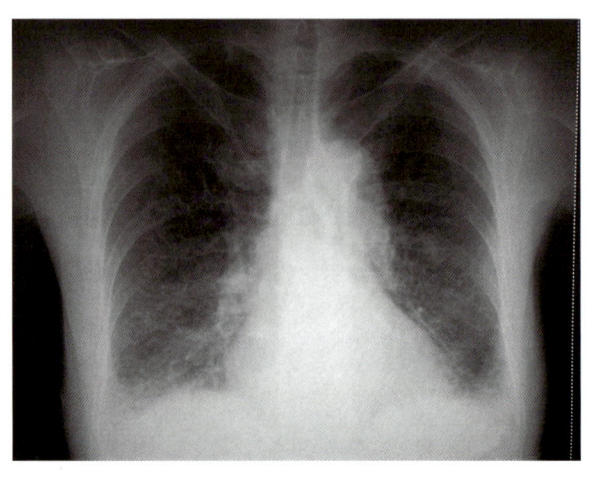

図1　胸部単純X線

病歴からどう考える？　～総合内科医の頭の中

　一週間前からの発熱と筋肉痛が抗生物質治療で改善していないとなると厄介だ．一カ月前からの倦怠感も関連があるとすれば亜急性の経過である．前医で血液検査や胸部X線は評価されており，肺炎が疑われたが治療に反応しておらず，診断に至っていない．もはや**不明熱**としてアプローチすべきケースだろう．不明熱とすれば3本柱に分けて考える．①**感染症**，②**悪性腫瘍**，③**膠原病類縁疾患**だ．④として薬剤の関与も外せない．①に関してはフォーカスが問題だ．前医では胸部X線で肺炎を疑われているが，喫煙歴が長く肺気腫も指摘されていることから，両側下肺野の病変はくり返す炎症による線維化病態による画像変化，あるいは肺気腫による肺胞の破壊そのものをみているのかもしれない．しかし，少し気になるのは，胸部X線写真では肺の過膨張はなく，むしろ下肺の委縮があるように見えることだ．両下肺の網状影による間質性肺炎と考える方がよいのかもしれない．抗生物質治療に反応していない点からも細菌性肺炎が発熱の原因とは考えにくい．セフトリアキソン1gが用量として不十分であった可能性は否めないが，レボフロキサシンは十分量用いられており，かなり広域にカバーされている．亜急性〜慢性に経過して見落とされやすい感染症としては結核，感染性心内膜炎，化膿性脊椎炎，深部膿瘍などか．慢性咳嗽があって年齢的にも結核は要注意，最近の歯科治療はないようだ．慢性的に腰痛はあるようだけど，最近増悪してきたわけではない．感染フォーカスをねらった身体診察をしたい．②の悪性腫瘍はどうか．食欲なく体重減少もある．肺癌リスクは高そうだが，**発熱をきたすものといえば悪性リンパ腫，肝臓癌，腎臓癌**なども考えるべきだ．発熱と筋肉痛といえば③の膠原病関連はありそうだが，筋肉痛が本当に筋肉の痛みなのか，それとも関節痛のことをそう訴えているのかを身体診察でよく見極めたい．本当に筋肉なのであれば筋力低下がなければ**PMR**（リウマチ性多発筋痛症）や非典型的な側頭動脈炎などを疑う．

case 13

診察　身体診察

　全身状態はそれほどsickでない．血圧116/65 mmHg（左右差なし），脈拍84/分・整，体温38.1℃，呼吸数16/分，SpO₂はroom airで98％．身長150 cm，体重47.7 kg．

皮膚：両下腿浮腫あり（pitting, slow），手指に圧痛・硬結を伴わない点状血管腫複数あり（以前からあるとのこと）．

頭頸部：側頭動脈の怒張や圧痛なし，左眼球結膜に充血部あり，結膜に貧血・黄疸・出血所見なし，口内炎・咽頭炎なし，甲状腺腫大・圧痛なし，リンパ節腫大・圧痛なし．

呼吸音：両側背底部で吸気終末にfine crackleあり．

心音：異常所見なし．心雑音なし．

腹部：下腹部正中に手術痕あり，腸蠕動音軽度亢進，圧痛なし，腫瘤なし，CVA叩打痛なし．
脊椎・四肢関節：特記所見なし．
筋肉：両側大腿・下腿に把握痛あり．
神経：脳神経系異常なし，失調なし，麻痺なし，筋力低下なし，右C3-Th4程度にparesthesiaあり（帯状疱疹既往部位）

身体所見から考えられることは

　下腿浮腫はあるが，手背・足背に限局しているわけではなく関節周囲ではないため，高齢者に急速に発症する**RS3PE**（Remitting Seronegative Symmetrical Synovitis with Pitting Edema）は考えにくい．点状血管腫はだいぶ古くからのもので今回の病態との関係は薄いと考えるか．左眼の眼球結膜は充血があるがいわゆる**episcleritis**と考えると膠原病関連の可能性が高くなる．fine crackleはやはり膠原病に合併する間質性肺炎の可能性を十分に示唆する．心雑音はなく感染性心内膜炎の可能性はやや下がるが否定はできない．両下肢の筋把握痛はPMRの可能性を上げる．身体診察では膠原病関連＞感染症＞悪性腫瘍という印象だ．症状から考えるとPMRがもっとも怪しいと思う．一般検査ではCBCの他，赤沈，CK，リウマチ因子，尿検査を主にみたい．また画像では胸部単純X線もチェックしたい．

検査　入院時ルーチン検査

WBC 20,900/μL（St 9％，Seg 84％，Lym 6％），Hb 10.8 g/dL, Plt 35.6×10^4/μL, TP 6.3 g/dL, Alb 2.2 g/dL, BUN 9.5 mg/dL, Cre 0.5 mg/dL, T-bil 0.35 mg/dL, ALP 159 IU/L, AST 16 IU/L, ALT 10 IU/L, LDH 194 IU/L, γ-GTP 21 IU/L, Amy 21 IU/L, CK 48 IU/L, Na 136 mEq/L, K 3.9 mEq/L, Cl 104 mEq/L, Ca 7.8 mg/dL, P 2.3 mg/dL, CRP 12.3 mg/dL, ESR 90 mm/1h, 梅毒検査RPR（＋）・TPHA（－）
尿検査：比重1.020, pH 6.0, タンパク（＋/－），糖（－），潜血（＋），WBC 10〜19/HPF, RBC 1〜4/HPF, 細菌（＋/－），円柱なし．
心電図：非特異的ST-T変化
胸部単純X線：両側下肺野に網状影あり．**両下肺の萎縮，横隔膜の挙上あり．**

検査結果から考えられることは

　白血球増加，血沈亢進，CRP高値と強い炎症反応がある．低アルブミン血症は炎症によ

る消耗のためか．また**梅毒反応の生物学的偽陽性**があるが，これは何らかのウイルス感染症や膠原病類縁疾患で認められる．尿所見では円柱や変形赤血球はなく，腎炎を疑うには迫力に欠ける．細菌はみられないが膿尿はあるので**無菌性膿尿**と考えるべきか．結核を含めた感染症も考えておくべきか？ あるいは特殊な**間質性腎炎**？ 一般検査からは鑑別を絞ることが難しい．追加検査は不明熱を念頭におくべきだ．自己抗体が陽性であることは膠原病とその関連疾患の診断に重要だが，PMRの診断には抗核抗体が陰性であることが重要である．その他に成人スティル病の参考所見としてのフェリチンもみておきたい．悪性腫瘍や深部膿瘍を検索するためには胸腹部の造影CTが必要である．また血液培養は複数セット必須だ．経胸壁心エコーで疣贅が認められなくても感染性心内膜炎を否定できないが，あれば診断確定だ．胸部単純X線所見は肺結核の典型ではないが喀痰の検査はしておいてもよい．薬剤の関与も考えて薬剤中止も考えたい．

追加検査

血培2セット3日連続：すべて陰性．
喀痰検査：抗酸菌染色陰性．
心エコー：EF 70.7 %，mild MR/TR，vegitationなし．
胸腹部CT：肺気腫＋両側肺底部に高度の間質性変化あり，子宮内に造影効果のない液体貯留を思わせる均一な低吸収域あり，底部に筋腫疑い（図2，3）．しかし婦人科受診では経腟エコーを含めた精査で特記すべき異常なし．
上下部消化管内視鏡：異常なし．

　C3 93 mg/dL，C4 15 mg/dL，リウマチ因子136，抗核抗体1,280倍以上（セントロメア型），KL-6 276 U/mL，フェリチン86.7 ng/dL，PR3-ANCA陰性，MPO-ANCA 30 EU，抗ds-DNA陰性，抗Sm抗体陰性，抗RNP陰性，抗Scl-70抗体陰性，抗セントロメア抗体106，タンパク分画：γグロブリン分画高値だがモノクローナルパターンではない

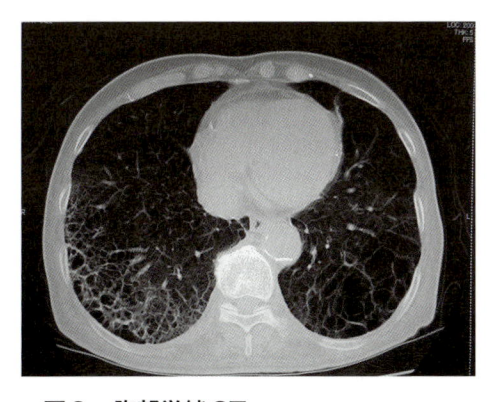

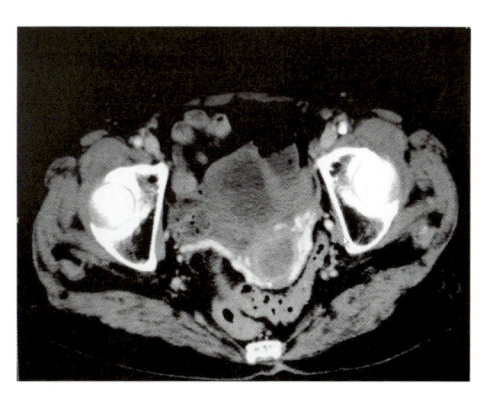

図2　胸部単純CT　　　　　　　　　図3　骨盤部造影CT

追加検査から考えられることは

　感染症は否定的だが，子宮の所見はどうだろう．子宮瘤膿腫であれば強い炎症反応も説明がつくが婦人科受診では問題ないようである．何といっても目を引くのが**抗核抗体の高値**だ．抗Scl-70抗体が陰性で**抗セントロメア抗体**が高値であるので，全身性強皮症の亜型である**CREST症候群**が考えられる．しかし現在までの情報では皮膚石灰化（calcinosis），Raynaud現象，食道蠕動低下（esophageal dysmotility），指端硬化症（sclerodactyly），毛細血管拡張（telangiectasia）はいずれも確認できていない．自己抗体が陽性であるので成人スティル病は否定的である．**MPO-ANCA**はわずかに上昇している．これは有意と解釈できるのか．今後もっと高値を示してくるのだろうか．胸部CTでは高度の間質性変化があり，慢性に進行してきていることを示している．**典型的な蜂巣肺ではない**ので，膠原病に伴う何らかの間質性肺炎と考えてもよい．

　現時点で抗セントロメア抗体が陽性であるが，どの膠原病の分類基準にも当てはまらない．症状としては高齢者の発熱と抗炎症疾患でCKの正常な筋肉痛症状があり，他の背景疾患が全くないとなるとPMRがもっとも疑わしい．肩や頸部の症状はなく，典型的ではないがPMRであれば少量のステロイドで劇的に改善するはずだ．治療的診断となればよいのだが…．プレドニゾロン（PSL）15 mg/日で治療開始してみよう．高齢女性でありステロイド使用にあたっては，骨粗しょう症予防内服が必須だ．

※本邦PMR研究会の診断基準（1985）
　60歳以上，下記7項目中3項目以上でdefiniteとする
　1．赤沈の亢進（40 mm以上）
　2．両側大腿部筋痛
　3．食欲減退，体重減少
　4．発熱（37℃以上）
　5．全身倦怠感
　6．朝のこわばり
　7．両側上腕部筋痛

経過　PSL内服開始後の経過

　PSL 15 mg内服開始後からやや解熱傾向あるも，夜間から朝の内服までに発熱する傾向があった．用量不足を考慮して20 mg/日に増量のうえ，10 mg-5 mg-5 mgで分3内服とした．一週間内服を継続し下肢の筋肉痛は軽減したが，日によって38℃台の発熱あり，血液結果はWBC 19,300/μL（St 3％，Seg 89％），CRP 8.2 mg/dL，ESR 77 mm/1h

経過から考えることは？

　ステロイドで筋肉痛や発熱の頻度は改善している．炎症反応は多少の改善があるようだが，依然として遷延している．PMRの経過としては典型的ではない．症状からは側頭動脈炎は考えにくいが，高齢者の不明熱の鑑別には必ず入れておくべきものだ．しかし頭痛はなく，肩や頸部の筋症状もない患者に側頭動脈の生検まですべきか．また抗セントロメア抗体高値との関係も説明できない．分類不能の膠原病関連疾患としてしっかりしたインフォームドコンセントを行い，ステロイドを増量すれば更に改善する見込みはあるかもしれない．診断は得られていないが，ここまできたら患者さんの熱を下げて欲しいという希望を優先すべきか．PSL 40 mgにして効果をみてみよう．

経過　PSL増量後の経過

　PSL 40 mgに増量後は発熱を認めなくなり，両下肢の疼痛も消失し歩行可能となった．通常通り食事摂取可能となり，全身状態は改善傾向であった．4週間後の血液検査はWBC 13,500/μL（St 4％，Seg 70％），Hb 12.7 g/dL，Alb 2.5 g/dL，CRP 0.7 mg/dL，ESR 12 mm/1hであり，炎症反応の改善を認めた．その後PSLを30 mgまで減量しても症状の再発は認めなかった．

経過から考えること

　結局診断は確定しないままだが，ステロイドで改善する病態だった．**分類不能の膠原病疾患は全身性リウマチ疾患の約25％**に認められるとされ，どの膠原病分類基準にも当てはまらないものと，複数の膠原病がオーバーラップするものとに分けられる．本例は前者に相当すると考えられる．しかしこれは特異的な膠原病が完成する前の初期段階の可能性もあり，慎重なフォローアップが必要となる．

　分類不能の膠原病とされた患者を追跡した報告はいくつかあり，北米で143人を10年間追跡した報告では，29％が特定の診断に至り，6％が自然軽快，残りは分類不能のままであった．イタリアで165人を5年間追跡した報告では，6％が特定の診断に至り，12％が自然軽快，残りは分類不能のままであった．同様にハンガリーで665人を5年間追跡した報告では，35％が特定の診断に至り，65％は分類不能のままで，自然軽快は全体の12％であった．これらの報告は1998年，1999年，2003年のもので，診断能が現在よりも低い可能性はある．それを考慮しても，分類不能の膠原病とされた症例のうち，65％〜82％が5年または10年経過しても確定診断が得られなかったという点は注目に値する．膠原病類縁疾患のなかには，われわれの既知の疾患以外にも多くの症候群が混在し，疾患名をつ

けられずにいるのだろう．本例がその一例といえるのかどうか，今後の経過に注目していきたい．

最終診断
分類不能膠原病：undifferentiated connective tissue disease（UCTD）

今回の教訓

- 不明熱，間質性肺病変にて膠原病を積極的に疑う．
- 診断の確定できない膠原病の場合，副腎皮質ホルモン薬を使用しながら長期間経過をみていくしかないときがある．
- 膠原病には厳密な診断基準は存在せず，研究目的の分類基準が用いられているため，ある時点ではその分類に合致しない状態で存在しているものがあることを知っておく．

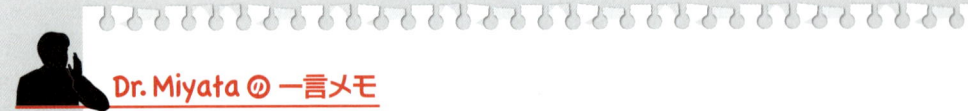

Dr. Miyata の一言メモ

医療は不確実だから臨床は難しい！

　今回の症例では，結局診断が確定しないまま治療をし，症状は軽快しました．学会の症例報告や教科書での症例提示では，このようなあいまいなままのプレゼンテーションはあり得ないでしょう．しかし，このようなあいまいな，はっきりしない状況があるのが本当の臨床の現場です．情報がすべては集まらない，状況が刻々と変化する，いつ検査を止めて治療に移るのか決断しなければならない，診断が確定しなくても治療で治っていってしまう．医療は不確実といわれる所以です．このような**あいまいな状況に耐えて**臨床の現実に向かっていくことができるのは，ジェネラリストの能力の一つと言われています．また，このようなあいまいな状況では，十分なコミュニケーションにより良好な医師患者関係を構築することも欠かせません．
　総合内科医には鋭い臨床能力以外にもさまざまな**人間的要素**が求められます．

参考文献

1）Undifferentiated systemic rheumatic（connective tissue）diseases and overlap syndromes. UpToDate® Ver. 18.2

2）Mosca, M.：Undifferentiated connective tissue diseases（UCTD）: a new frontier for rheumatology. Best Pract Res Clin Rheumatol, 21(6): 1011-1123, 2007

3）Approach to the adult with fever of unknown origin. UpToDate® Ver. 18.2

4）Diagnosis and differential diagnosis of systemic sclerosis（scleroderma）in adults. UpToDate® Ver. 18.2

5）Clinical manifestations and diagnosis of polymyalgia rheumatica. UpToDate® Ver. 18.2

6）大阪大学医学部免疫アレルギー内科ホームページ『免疫疾患の診療』
http://www.med.osaka-u.ac.jp/pub/imed3/lab_2/page4/page4-0.html

case 14

8日前にトイレで力んで倒れ，5日前から吐いているんです…

山田和美

症例

　もともと便秘症の74歳男性．来院8日前にトイレで排便時に力んだ直後に数分間の意識消失を起こしたため，救急病院に救急搬送となった．しかし意識は完全回復しており，血液検査，胸部X線写真，心電図の検査にて異常を指摘されず，点滴を受けて帰宅した．

　来院6日前に腹部不快感と腹満感があったため，上部・下部消化管内視鏡検査を希望して当科を受診し，検査予約をして帰宅した．来院5日前から食欲低下を認め，前日夕方から嘔気を伴い頻回の嘔吐をするようになったため，当日当科を再診し精査加療目的に入院となった．吐物は黒緑色水様物．生ものを含めて食事内容で思い当たるものはない．腹痛なし．下痢なし．発熱なし．頭痛なし．最近の海外渡航歴なし．ペットなし．

　既往歴としては，30年間，高血圧，慢性心房細動にて近医定期通院中．1年半前に左内鼠径ヘルニアの手術歴あり．このとき上部消化管内視鏡を受けるが十二指腸球部のポリープ以外異常所見はみられなかった．ほぼ同時期に右前頭葉の脳梗塞にて近医脳外科で入院治療を受けている．喫煙歴は脳梗塞になるまで20本/日，飲酒歴は焼酎1合/日．現在の内服薬はバイアスピリン®，プラビックス®，デタントール®，アローゼン®．

病歴からまずどう考える？　〜総合内科医の頭の中

　先行する一過性の意識消失はfull recoveryしており失神と考えられる．排便後の失神だとするといわゆる状況失神ということになる．**血管迷走神経反射**による排便失神がもっとも考えやすいが，心房細動があるので**徐脈**あるいは**頻脈**による失神の可能性も考えられなくはない．ところで，本当に排便後の失神でよいのだろうか？　力んだ直後に意識がなくなったと言っているが，それが正確な経過だとすると排便後失神とは言えない．正確に言うと排便の後ではないのだ．排便中に力んで**胸腔内圧が上昇**しての失神？　せき失神と同じメカニズムか？　つまり，心臓への静脈還流の減少により血圧低下をきたしたということだ．ただし，救急病院での検査では貧血（おそらく低血圧も）はみられなかったようなので，もともとあった貧血や低血圧があってそこに軽度の力みで大きく静脈還流が低下して失神したということではないようだ．いずれにしてもそう大きな問題となる失神ではなさ

そうである．やはり単純な**状況失神**としてよいだろう．

　そしてそのエピソードの2日後から腹部症状が出現し，7日後に腹満と頻回の嘔吐の症状が出現している．黒緑色の嘔吐は胆汁性の液体と考えられ，腹満と合わせると小腸でも口側に近い部分の病変による腸閉塞が疑われる．ちなみに，バイアスピリン®，プラビックス®を内服しているが，コーヒー残渣様の嘔吐ではないので消化性潰瘍の可能性は低いとしておく．状況失神とこれら腸閉塞を疑わせる一連の症状を一元的に説明すべきだろうか？ それとも状況失神はたまたま先行しただけのことだろうか．"**オッカムのかみそり**（144ページ参照）" が臨床推論の鉄則．つまり通常はすべての病歴を一元的に考えるべきだが，今回はちょっと一元的には考えにくいように思う．高齢者の場合は "**ヒッカムの格言**（145ページ参照）" も忘れてはいけない．つまり，2つの疾患や病態が同時に存在し得るということだ．

　心房細動に対してワーファリンは服用していないことから，心房細動＋腹部症状とくれば腸間膜動脈の血栓症も忘れてはならない重要な疾患だ．この場合，腸管壊死による麻痺性イレウスが起きてもおかしくはないが，通常は激烈な腹痛があるはずだ．よって本例では可能性は高くはない．

　病歴だけから考えられることを**ワンセンテンス・サマリー**でまとめてみると，"状況失神の2日後からイレウス症状を呈している高血圧，慢性心房細動のある高齢男性"，となる．今のところ，状況失神とイレウス症状は一元的には考えないとすると，左鼠径ヘルニアの手術歴があることから，術後の単なる癒着性イレウスが起きているという単純な症例でよさそうな気がする．ただ，小腸の口側の病変によるイレウスと考えたが，左鼠径ヘルニアの術後にそのような病態を起こし得るのだろうか…？

case 14

診察　身体診察：病歴をふまえて診察開始！

　意識清明．見ためは辛そう．sickな印象．体温36.2℃．血圧165/120 mmHg（左右差なし，起立性血圧変化なし），脈拍94/分で絶対不整．眼瞼眼球結膜：貧血，黄疸なし．リンパ節腫脹なし．頸静脈の怒張なし．呼吸音は正常肺胞音で副雑音なし．心音不整はあるが雑音なし．左鼠径部に手術痕あり．腸雑音軽度低下．上腹部は緊満し打診では鼓音を呈しているが下腹部は平坦である．臍上部右寄りに6 cmほどの弾性硬の表面が比較的スムーズな腫瘤を触れるが，圧痛，可動性拍動はない．Murphy徴候なし．直腸診では腫瘤なく，血液の付着なし．四肢にチアノーゼ，浮腫を認めず．神経学的所見に異常なし．

身体所見から考えられることは？

　血圧が高いのは，嘔吐が続いているため降圧薬を内服できていないためだろうか．いや，デタントール®の作用はそれほど強くないので，むしろ，嘔吐が続き，交感神経刺激症状による反応性のものと考える方が妥当だろう．上腹部が膨満し打診で鼓音であるのは，イレウスを支持する所見だ．

　そんなことより，最重要な所見は**臍上部右寄りに触知される6 cmの無可動・無拍動性の腫瘤**だ．この腫瘤とイレウスは関連があるのだろうか？　この2つは一元的に考えた方がよいだろう．上腹部は膨隆しているが下腹部はむしろ平坦であるのは，現在の病態が当初考えていた鼠径ヘルニアの手術痕による癒着性イレウスではなく，この腫瘤が原因のイレウスであることを疑わせる．やはり鼠径ヘルニア術後の既往で上部小腸の癒着性イレウスを考えるには無理があったか….

　現在の病態はイレウスで，この腫瘤の近辺の狭窄もしくは閉塞によるものと思われる．胆汁性の嘔吐から考えると**ファーター膨大部より遠位に閉塞が起こっている**可能性が高い．上腹部の腫瘤なら消化器癌を真っ先に考えたいが，消化器癌だとすると徐々に腫瘤が増大してきているはずだ．この腫瘤は6 cmと比較的大きな腫瘤だから今回の一連のエピソードまでに自分で腫瘤に気づいていたはずだ．さらに，入院6日前に腹部症状で当科を受診している際にはこの腫瘤は指摘されていない．きちんと診察されていたとするならそのときには腫瘤がなかったと考えられる．となると，急速に出現してきた弾性硬の腫瘤だということになる．そうすると，真っ先に頭に浮かぶのは動脈瘤だ．しかし，このケースでは拍動がない．少なくとも大動脈瘤は考えにくい．そうすると膿瘍や血腫も考えられるだろう．膿瘍だとすると発熱があってもよさそうだ．血腫だとすると血管の破綻があったはずだから，貧血症状があってもよさそうだ．しかし，前医の血液検査，当院での身体所見で貧血の所見はみられないから，血腫であっても少なくとも大量の出血は起きていないのかもしれない．

　うーん，どう考えればよいのだろう．いずれの病態もこの腫瘤を十分に説明できない．よし，まずは超音波検査で腫瘤の質的診断だ．腫瘍性病変なのか動脈瘤なのか膿瘍なのか血腫なのかは，超音波検査で簡単に診断できる．超音波検査は今や聴診器と同じくらい重要な総合内科医の必須技能だ．

　とりあえず，ここまでをもう一度ワンセンテンス・サマリーでまとめてみよう．"急速に出現した上腹部腫瘤により腸管の閉塞をきたしイレウス症状を起こしている高血圧，慢性心房細動の治療中の高齢男性"，ということになるか．

検査　入院時ルーチン検査：一般的検査で情報を補う

　WBC 8,800/μL（Neutro 79％，Lym 13％，mono 7％），Hb 15.6 g/dL，Ht 44.2％，Plt 23.7×10⁴/μL，AST 17 IU/L，ALT 17 IU/L，LDH 212 IU/L，ALP 309 IU/L，γ-GTP 30 IU/L，T-bil 2.34 mg/dL，D-bil 0.54 mg/dL，TP 7.4 g/dL，Alb 4.1 g/dL，P-amy 33 IU/L，Lipase 30 IU/L，BUN 19.1 mg/dL，Cre 1.1 mg/dL，UA 7.2 mg/dL，Na 143 mEq/L，K 3.3 mEq/L，Cl 98 mEq/L，Ca 9.4 mg/dL，P 2.8 mg/dL，BS 101 mg/dL，CRP 4.1 mg/dL，ESR 27 mm/h，尿所見：タンパク（−），潜血（−），ケトン（−）

胸部単純X線（図1）：心拡大，肺うっ血なし．肺野に異常影なし．

腹部単純X線（図2）：顕著な腸管ガスなし．腸管の拡大所見なし，むしろ腸管ガス像の減少が見られる．腸腰筋のラインはクリア．腹部腫瘤に一致する部分に異常陰影は認めない．

心電図（図3）：心房細動．心拍数は100前後．

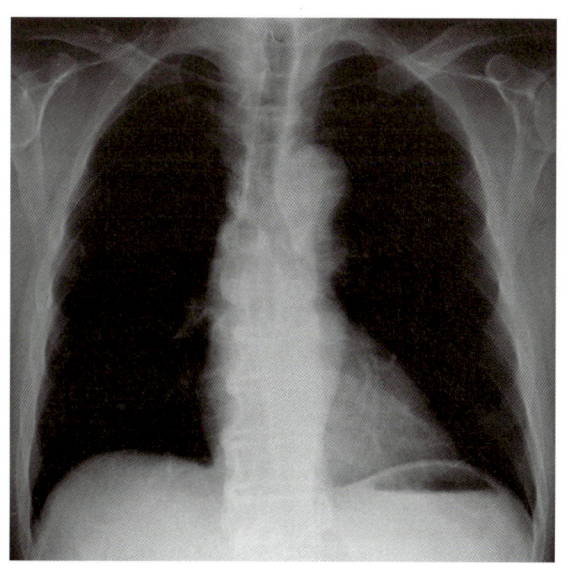

図1　胸部単純X線　立位PA

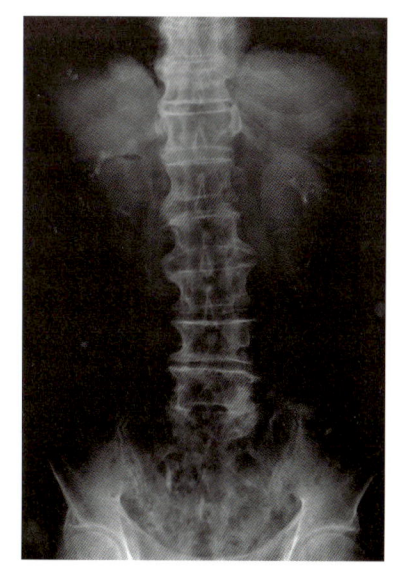

図2　腹部単純X線　立位（腹部造影CT後）

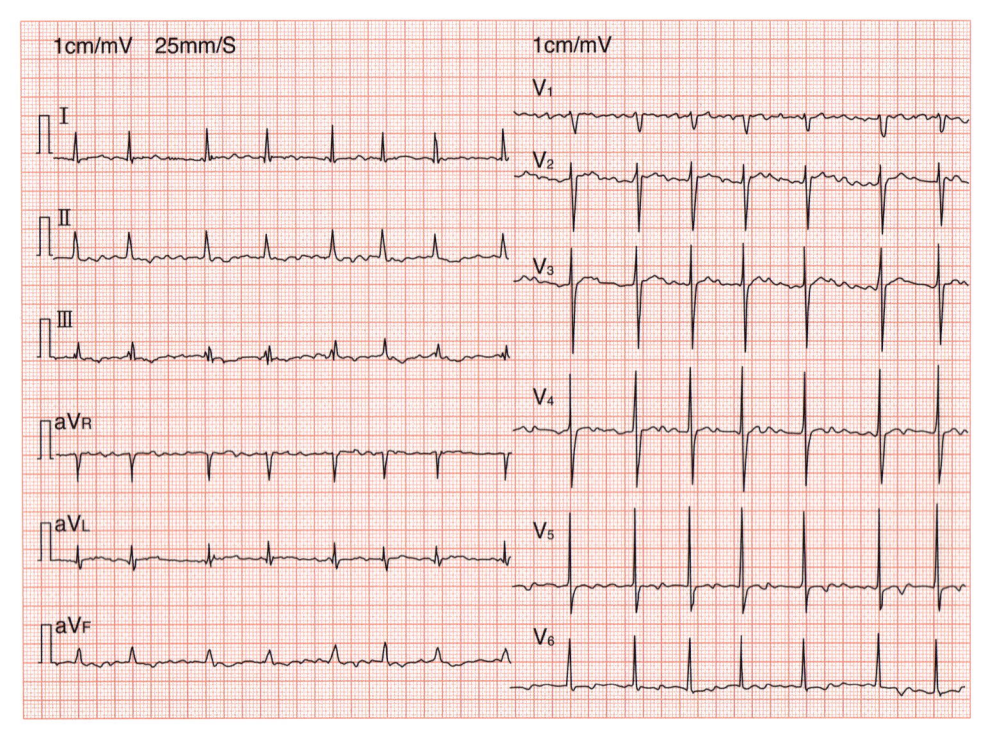

図3　心電図

検査結果から考えられることは？

　やはり貧血はない．白血球の上昇はないが，炎症所見はあるので，膿瘍も考えられなくはない．しかし，血液検査ではあまり重要な追加情報はなさそうだ．少なくとも失血はなさそうので，腫瘤が血腫である可能性は低くなったと考えてよいだろうか．いや，貧血をきたすほど大量に失血していないだけとも考えられるだろう．いずれにせよ，腹部単純X線で腫瘤陰影が見られないので，腫瘤は充実性のものではないように思われる．

検査　追加検査：今までに得れた情報をもとにしてさらなる検査

　腹部エコー検査（図4）：上腹部ガスの影響で見えない部分が多かった．腫瘤は5.8 cm×7.6 cmであり，腫瘤の最外層には構造物はなく比較的均一な液性成分のみで構成されている．

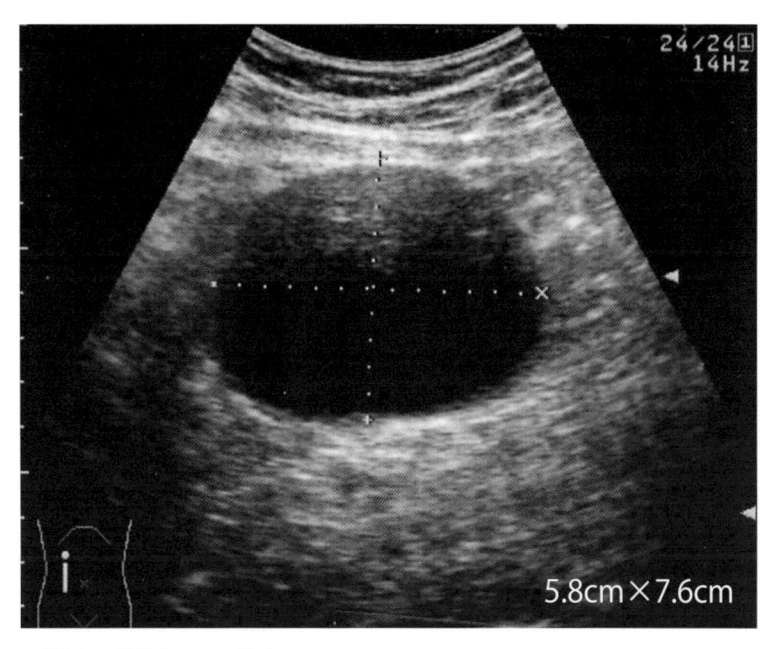

図4　腹部エコー検査

追加検査から考えられることは？

　血液検査で貧血はなかったので血腫の可能性は低くなったと思ってはいたが，エコー所見から考えると腫瘤は均一な液性成分のみでできており腫瘤の外層に被膜様の構造物もないということから，やはり**血腫**が考えやすい．急速に出現したこの大きさの液性成分の腫瘤という経過も血腫を支持する．腫瘤は大動脈とのつながりはなさそうだから，少なくとも大動脈破裂による血腫なんてことはない．そもそも大動脈破裂ならすでにクリティカルな状態になっているだろう．それじゃ，いったいどうしてこんなところに血腫ができるのだろうか．右上腹部に血腫ができているのだからこの付近の血管の破綻になる？ そうだとすると非常に稀な病態である．

　血腫だとすると 8 日前の失神との関連もあるのだろうか？ 血管が破綻して失血して失神したとは考えにくい．なぜなら，貧血が認められないし，ショックなら処置なしで回復することはあり得ない．病歴をもう一度よく聞いてみよう．失神の際に腹部症状はなかったはずだが，正確にはどういう状況だったんだろう．

患者　「始めはお腹は全く痛くなかったんですよ．大便をしたくなったんでトイレに行ったんです．でも何回力んでもなかなか出なかったんです．くり返し力んでいるとき，急にお腹がものすごく痛くなり，冷や汗が出てきてそのまま意識がすーっとなくなったんです．多分すぐに気を取り戻したと思います．そのときには尿や便は出てなくて服が汚れているようなことはなかったです．」

そうか，力んだ際にどこかの血管が破綻しその**痛みによって迷走神経反射を起こし失神**を起こしたのだ．血腫はそんなに大きいわけではないから，血腫が下大静脈を圧排して静脈還流を減少させ，せき失神のような病態を起こしたなんてのは考えすぎだな．正確な診断のためには，やっぱり病歴だ．1に病歴，2に病歴，3，4がなくて5に病歴．

　腫瘤は血腫と考えてよいだろう．血腫と周囲臓器，血管との関係を知る目的で腹部造影CTを撮ろう．

検査　腹部CT（dynamic 3phase）を行う

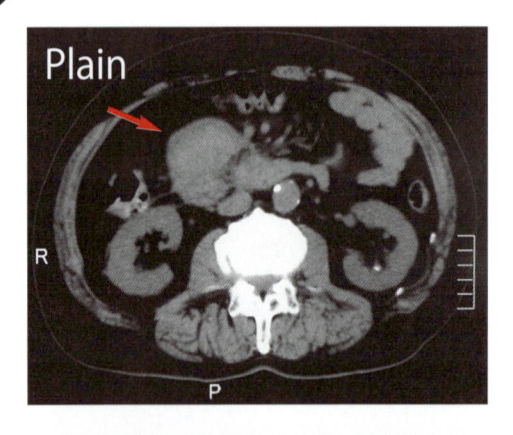

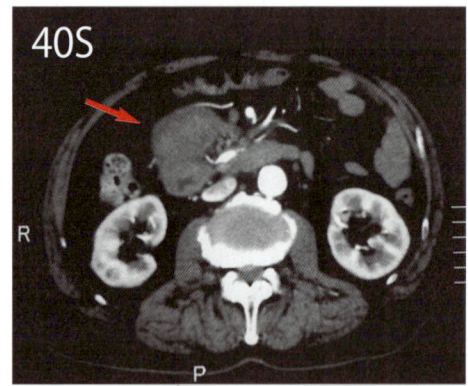

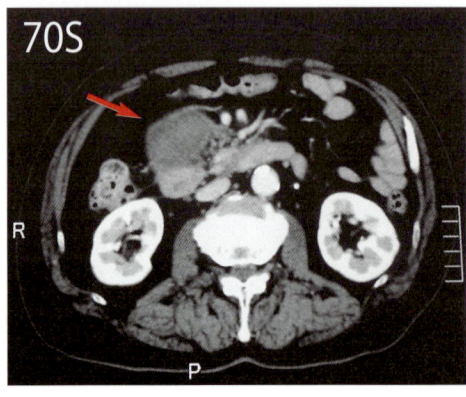

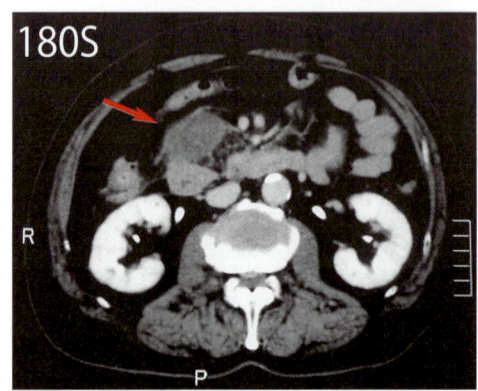

図5　Dynamic CT

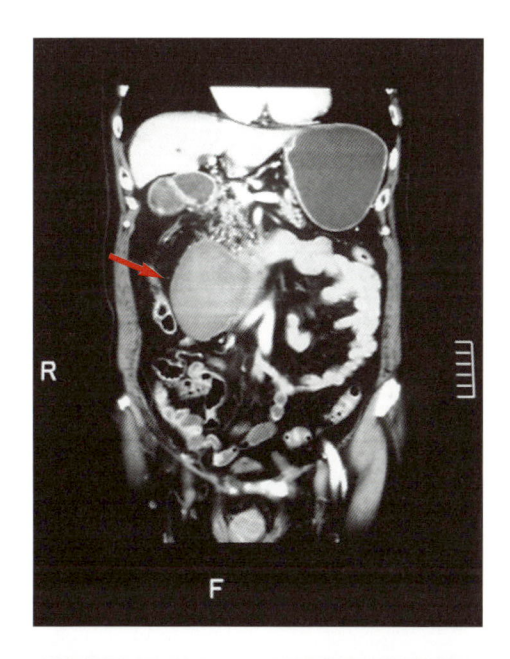

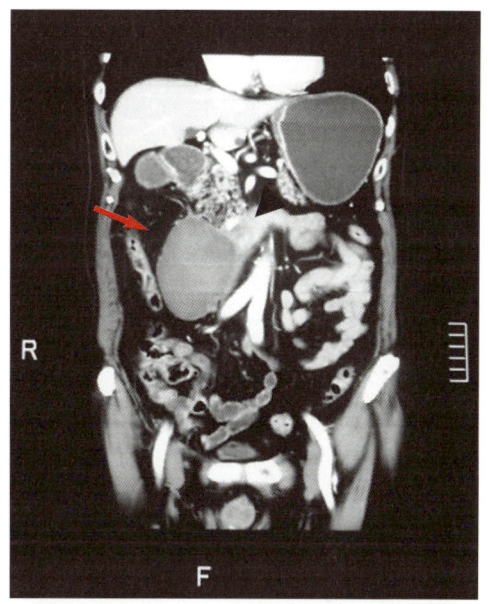

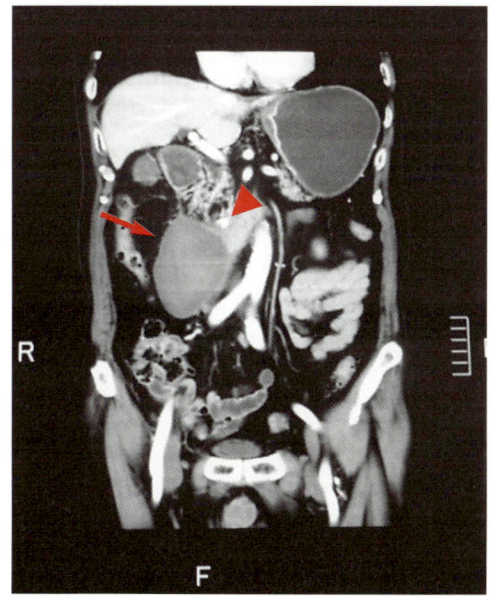

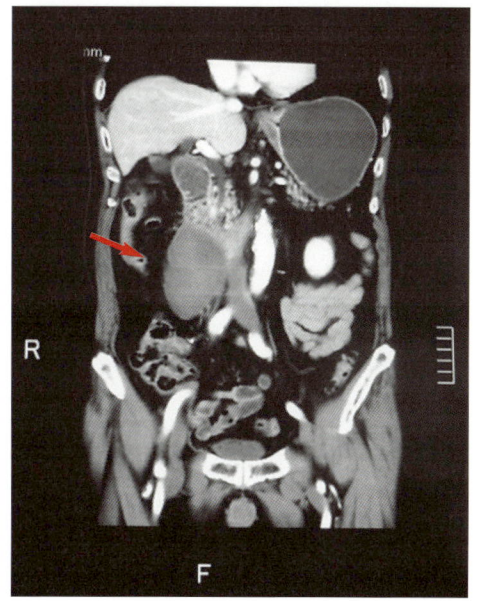

図6　入院時CT（CE）再構成冠状断像

　十二指腸水平脚の腹側に80×60 mmの腫瘤状構造（→）あり．単純CTで内部は淡いhigh density，造影効果なくCT上は血腫の所見．膵頭部下部背側に12×8 mmの結節上の早期濃染（◀）あり．下膵十二指腸動脈の限局性の拡張を認める．再構成冠状断像（図6）にて，動脈瘤の尾側への軽度突出あり．血腫内の造影剤の血管外漏出像は認めず，現時点での活動性出血の所見なし．

腹部CTからどう考えるか

　どうやら下膵十二指腸動脈の動脈瘤が破裂し出血し，その後増大していった血腫により十二指腸が圧迫され十二指腸狭窄となり，通過障害をきたし胆汁性嘔吐を引き起こしたということで説明がつきそうだ．もちろん，下大静脈が圧排されるほど大きな血腫ではない．失神は動脈瘤破裂の痛みによる迷走神経反射でよいだろう．こう考えると失神から始まった嘔吐までの一連のエピソードはすべて一つのことで説明が可能というわけだ．"オッカムのかみそり"とはよく言っものだが，病歴だけからここまでを推論するのは極めて困難だろう．

　腹腔内動脈瘤は再出血すると致命率30〜50％とも言われている．緊急手術を考え外科との連絡も密にとっておく必要がある．

最終診断
下膵十二指腸動脈の動脈瘤破裂による血腫とそれによる十二指腸の外的圧迫

経過 その後の経過

　経鼻胃管を入れて減圧をかけて，嘔気・嘔吐の軽快をみた．高血圧に対して降圧剤を使用し，動脈瘤の再出血を予防した．第3病日に上部消化管内視鏡を施行し食道・胃・十二指腸粘膜に所見がないことを確認した．十二指腸の壁外圧迫による拡張不良は確認したが閉塞は認めなかった．十二指腸にガストログラフィンを入れて造影を行い，造影剤の通過に問題がないことを確認した．第4病日に血管外科に転科し，動脈瘤の再出血予防目的で血管造影下に動脈瘤の前後にコイルを入れて塞栓術を施行した．以後血腫は徐々に吸収していき（図7），それに伴いイレウス症状は軽快し無事退院となった．

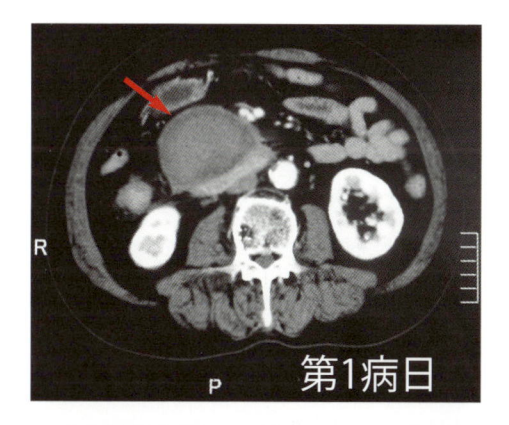

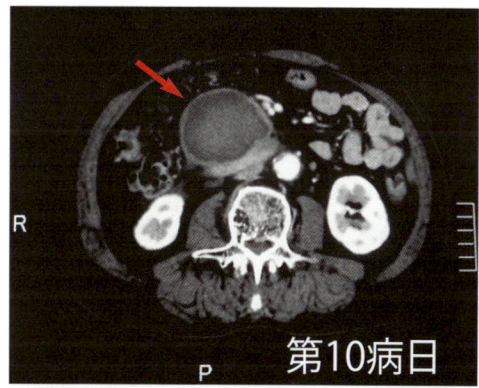

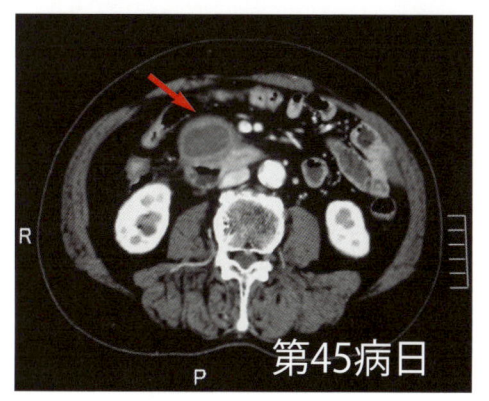

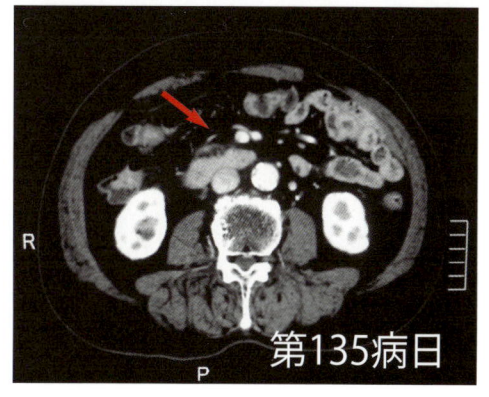

図7　治療後経過（腹部CT（CE））
　血腫が時間経過と共に吸収され縮小している．

今回の教訓

- 動脈硬化は全身性疾患．無症状の動脈瘤がどこにでもでき得る．膵十二指腸動脈瘤は腹腔内動脈瘤のなかで1～2％と稀な動脈瘤であるが，画像所見を丁寧に解読することで診断可能．
- 膵十二指腸動脈瘤は破裂した後に発見されることが多い．症状は出血した部位によって異なる．
- 稀な病態のため診断推論がうまく行えないこともあるが，振り返って病態を整理することが今後の診断推論に役立つはずである．
- 一見，ばらばらに見える症状も実はつながっている．一つの病態で考えることがやはり大切．そのためにもくり返し病歴聴取を行うことが重要である．

Dr. Miyata の 一言メモ

No fault error と Hindsight bias：臨床推論の過小・過大評価に注意しよう

今回は非常に稀な疾患でしたが，画像検査ですぐに診断できたので良好な転帰を辿りました．しかし時に，あまりに稀な疾患，あまりに非典型的な症状，あまりに進行が急速な病態のため診断ができず，最悪の転帰を辿るケースに出くわすこともあります．不幸にもそのような事例に遭遇した場合，担当医の臨床能力が劣っていたと責めるようなことをしてはいけません．これは **No fault error**（落ち度のない診断不能例）と呼ばれ，どうしても一定の確率で起こり得る不可避なものです．

一方，今回は画像検査で確定診断ができたので，振り返ってみると一連の病態をうまく一元的に説明できました．しかし，これは後から考えてつじつまを合わせることができたとも言えます．後から考えて，それは当然こう考えるべきであった，こうすべきであったというのは簡単です．うまく説明できたことで自信過剰になったり，逆にそのときになぜそう考えることができなかったんだろうと自分の決断や判断に自信をなくしたりすることがあります（Hindsight bias：**後知恵バイアス**）．こんな気持ちになるのも要注意ですね．

参考文献

1）Small bowel obstruction：Clinical manifestations and diagnosis. UpToDate® Ver. 18.1
2）横山孝典, 他：下膵十二指腸動脈瘤破綻によると思われる十二指腸壁内血腫保存的治療の1例, 杏林医会誌, 23：83-89, 1992
3）寺岡義布史, 他：Churg-Strauss症候群に合併した下膵十二指腸動脈瘤破裂の1例, 日臨外会誌, 69：1941-1944, 2008

case 15

皮膚科で治療しているんですが，蕁麻疹が一向によくならないんです…

福井慶太郎

症例

　ここは僻地の診療所．私は総合内科医・家庭医としてプライマリ・ケア診療に従事している後期研修医．

　患者は73歳女性．約半年前から，特に誘因なく発症した頸部以下の掻痒を伴う皮疹を主訴に遠方の皮膚科を受診し，メキタジン，フェキソフェナジン，セチリジン，ヒドロキシジン，ステロイド外用の処方を受けていた．しかし症状が一向に改善しなかったため，夫と当診療所を受診した．皮疹は日によって出現したりしなかったりし，出現のタイミング，掻痒感の強さ，範囲も日によって異なり，1日でよくなるときもあれば1週間続くこともある．ネックレスなどのアクセサリーは使用しておらず，入浴剤・洗髪剤・洗剤・柔軟剤を半年以内に変更したことはなかった．その他に体調が悪いところはない．

　既往歴として高血圧，高脂血症があり，オルメサルタン，アムロジピン，プラバスタチン，オメプラゾールを内服している．この1年処方内容に変化はない．右変形性股関節症のため歩行しづらいが，手術投薬は受けていない．

　家族歴に特記なし．社会生活歴としては飲酒，喫煙なし．アレルギー歴はない．

病歴からまずどう考える？　〜総合内科医の頭の中

　半年という**長い経過の皮疹**だ．1日でよくなることもあるから蕁麻疹かな．でもこんなに長く蕁麻疹が続くのは何か特別な原因があるのではないだろうか．蕁麻疹以外に出たり引っ込んだりする皮疹として考えておくべきものがあるだろうか．接触性皮膚炎はどうだろう．しかし原因になりそうな病歴はなさそうだ．皮膚科専門医のところでの治療がうまくいかなかった患者さんだからマネジメントが難しいぞ…正直なところ，ちょっと困ったなあ，どうしたらよいだろう…．とにもかくにもまず皮膚を診察しよう．

診察　身体診察

　全身状態に問題なし．バイタルサインに異常なく体重減少はなし．結膜に貧血/黄疸な

く，頸部リンパ節腫脹なし．口腔内は正常．胸腹部も特に異常なし．関節に炎症なし．皮膚は後頸部，両側前腕屈側，体幹（特に洋服で締め付けられる部位），背部，下肢に発赤を伴う膨疹が散在．前腕で赤色皮膚描記症（＋）．頭皮，顔面には皮疹なし．

身体所見から考えられることは？

　やはり皮疹の所見は蕁麻疹としてよい．6週間以上継続しているから慢性蕁麻疹の定義に該当するな．蕁麻疹以外に特に身体所見はなく訴えもないので，これ以上の身体診察では有意な所見は得られそうにもない．さてどう治療すべきか？

　そういえば，たしかAcademy of American Family Physicianの慢性蕁麻疹の治療ガイドライン[1]をパソコンに入れといたぞ．助かった．今日の外来も結構混んでいる．今日のところはこのガイドラインを参考にして初期治療にあたることにしよう．皮膚科ではH1ブロッカーのみ処方されているが…．どれどれ．このガイドラインによると，次は**H2ブロッカー**が適応とある．よしラニチジンを処方してみよう．ステロイドの内服はさらにその次の段階のようだ．治療と同時に慢性蕁麻疹の原因も調べなくてはいけないな．次回の外来までの宿題にしよう．

総合内科医，プライマリ・ケア医は初診外来にどう臨んでいるのか

　プライマリ・ケアの外来にはさまざまな健康問題が持ち込まれてくる．すべての問題にすぐに万全の体制で臨めるわけではない．**まずは当面の問題に対処し，次の診察までにもっとよい体制を整える**ようにすることが大切だ．

　患者さんには，次の回までにもっと詳しくあなたの病気のことを調べてよい治療をしていくよう努力します，と伝えよう．"あなたの健康問題に私はしっかり対応していきます"という"個人的支援"を伝えることは，医師患者関係を強化し**ラポール形成**[※1]につながる医療面接の基本的要素である．

※1　心理学用語．人と人との間がなごやかな心の通い合った状態であること．親密な信頼関係にあること．

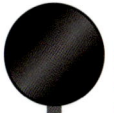

外来終了後に慢性蕁麻疹について調べ，次の外来に備える

　慢性蕁麻疹（UpToDate® Ver. 18.2[2]より）について調べてみた．

　数日～数週間持続する蕁麻疹のエピソードが6週間以上続くものを慢性蕁麻疹という．

人口の1％が罹患し，女性は男性の2倍罹患する．外的因子（薬剤歴，旅行歴，アレルギー歴）は原因の10〜20％しかない．また全身疾患の一症状のことがあるので，発熱，体重減少，関節痛，温度変化への感受性，腹痛，骨痛などをチェックする必要がある．検査はCBC（分画含む），赤沈，CRP，TSHが全身疾患のスクリーニングでは費用対効果に優れている．もしこれらに異常を認めたら，自己免疫疾患，リウマチ性疾患，悪性腫瘍，感染症の検索をすべきである．つまり，抗核抗体，甲状腺自己抗体，クリオグロブリン，HBV，HCV，血清タンパク電気泳動を調べる．また蕁麻疹様血管炎を鑑別するためには皮膚生検がよく，48時間皮疹が消えず，痛みや点状出血を伴う場合や，上記の採血検査で異常がある場合，色素沈着を残す場合に考慮する．生検はなるべく新規の皮疹から取る方がよく，ステロイドを使用していたら数日中止してから実施する．

　治療は，食事アレルギーでは慢性蕁麻疹になることはほとんどないので，特に注意する必要はない．内服では，まず第2世代H1ブロッカー（セチリジン10 mg/日）から開始する．数日で効果を判定し無効なら1日2回に増量するか，他の第2世代H1ブロッカーを追加する．それでも効果がなければ，第1世代H1ブロッカー（ヒドロキシジン10〜25 mg/日から開始）かH2ブロッカー（ラニチジン150 mg×2回/日）を追加する．さらに追加するときは，ロイコトリエン拮抗薬を追加する．ステロイドは短期間のみの使用にとどめ，症状の急性増悪を抑える目的で使用する．

　なるほど，**外因は20％以下**か．全身疾患は否定しないといけない．おそらく今回の症例では何も見つかりそうもないな．治療はやはりH1ブロッカーとH2ブロッカーか，ロイコトリエン拮抗薬もオプションとして考えておこう．

経過　1週間後の外来で治療効果を判定する

　皮疹はH2ブロッカーを加えたことで幾分改善していた．しかし左右耳介後部の蕁麻疹の掻痒感は増強していた．付き添ってきた夫は，内臓の病気が原因ではないかと不安を訴えた．

1週間の治療経過で何を考え，どうする

　おっ，H2ブロッカーが少し効いたみたいだ．劇的な効果はみられていないが，まだ初診から1週間だからもう少し同じ治療薬で粘ってみよう．
　慢性蕁麻疹の鑑別疾患はUpToDate®で調べておいたぞ．SLE，クリオグロブリン血症，蕁麻疹様血管炎，肥満細胞症，Schnitzler症候群，悪性疾患，自己免疫性甲状腺疾患（橋本病など），薬疹，接触性皮膚炎，環境の変化などのストレスが挙がっていた．

SLEは身体所見で診断基準に当てはまるものが全くないので，抗核抗体は検査しなくていいだろう．クリオグロブリン血症は上肢が優位に出るはずだし，寒冷刺激で悪化したという病歴はないから否定的だ．蕁麻疹様血管炎にみられる疼痛や色素沈着はないが，採血で炎症は確認しておくか．肥満細胞症は小児科に多い疾患だが稀に高齢者にも認められるようだ．しかしダリエ兆候，消化器症状や筋骨格系の疼痛がなく，積極的に疑う根拠に乏しいな．Schnitzler症候群は，発熱，体重減少，骨痛，リンパ節腫脹という症状が全然ないので可能性は低そうだ．接触性皮膚炎は前回の問診で否定的だ．薬疹もこの1年の間に新しい薬の追加はないので否定的．となると，残りは悪性疾患と自己免疫性甲状腺疾患，ストレスくらいか．旦那さんも心配されているし，最近は健診を受けていないようなので，健診に準じた検査と甲状腺ホルモンを調べておこう．甲状腺機能異常の身体診察は次回にまわそう．

総合内科，プライマリ・ケア医は再診外来にどのように臨むのか

　症状は劇的には改善していないので患者さんは辛いだろうと思う．しかし慢性疾患の症状はそう簡単に取り切れるものではない．プライマリ・ケア医の外来はこのような慢性の健康問題への対応が多くを占めるのだ．すぐに良好な健康アウトカムが得られることは少ない．患者さんも辛いが，症状が続く患者さんを診察することは医師にとってもストレスである．自分のストレスマネジメントも重要だと思う．
　さて，このような状況の再診外来のなかで最も重要なのは，どのように**患者さんと一緒に長く健康問題に向き合っていくか**ということである．**外来に継続的に通ってきてくれる**ということがまずは最も大切なことだろう．"すぐには治らないやっかいな病気のようだけど，一緒にしっかりと頑張っていきましょう"と**患者さんとの協力関係を伝える**こともラポール形成，ひいては良好な健康アウトカムへの重要な要素である．

case 15

経過　2週間後の外来で

　患者さんは旅行に行っていたようだが，この間に蕁麻疹は出なかった．しかし，家に帰ってきた翌日に蕁麻疹が出現し，睡眠障害も伴うようになった．
　甲状腺機能異常に焦点を絞った問診，身体診察では，温度変化への不耐性，便秘や下痢，嗄声，皮膚のざらつき，アキレス腱反射の弛緩相の変化は認めなかった．
血液検査：TP 7.2 g/dL，AST 28 IU/L，ALT 25 IU/L，ALP 292 IU/L，γ-GTP 19 IU/L，HDL 42 mg/dL，LDL 116 mg/dL，TG 141 mg/dL，BUN 10.2 mg/dL，Cre 0.59 mg/dL，UA 3.3 mg/dL，WBC 5,900/μL（Neutro 43.9％，Lym 44.7％，Eo 4.2％），RBC 441×10^4/μL，Hb 13.3 g/dL，

Ht 41.8％，Plt 24.9×10⁴/μL，TSH 2.3μU/mL
尿検査：タンパク（−），潜血（−），尿糖（−），比重1.015，pH7.5
便鮮血反応：2回とも陰性

経過，診察，検査からどう考えるか

　採血，尿検査，便検査は異常なしか…．問診も身体所見も甲状腺機能異常や悪性疾患を示す所見はないな．蕁麻疹は今回明らかに悪化している．**旅行先では大丈夫で，家に帰ってきたら出てきた**ということは，何か家の中にアレルゲンがあるのだろうか．家などの環境要因は実際見てみないとわからないこともあるが，話を聞く限りあまり積極的に疑うところはなさそうである．

ここまでで今日の診察をどう締めくくるか

　困った，原因がわからない…．**慢性蕁麻疹は原因が特定できないことも多い**ようだし，症状を抑えるにはプレドニゾロン20 mg/日の内服を処方するしかないか．しかし長期連用は避けたいので1週間だけ処方して再診としよう．

診察　再診外来でどのようにアプローチしていくか

　1週間後の外来では，プレドニゾロンの内服で蕁麻疹はやや改善し睡眠障害は消失したが，皮疹は残っていた．ステロイドは効いているが完治していない．原因として何か見落としているかもしれないので，もう一度皮膚科を受診してもらいたいところだが，ここに通ってきたいと希望された．

　この患者さんとは長い付き合いになりそうだ．患者さんと私の間にこの2カ月でラポールが形成されてきているが，さらに深いラポール形成のためにも，疾患のことだけではなく，疾患に対する患者さんの思い，すなわち病い体験や背景などを，**患者中心の医療**の方法（Patient-centered clinical method：**PCCM**）[3]で探ってみる必要がありそうだ．

　PCCMとは，患者さんと非常に良好な関係を構築している家庭医の診療を12年間にわたって観察研究し，その診療内容から重要な6つの要素を抽出して提示された臨床モデルだ．6つの要素とは，①疾患と病い体験の両方の経験を探る，②家族・地域を含め全人的に理解する，③共通の理解基盤を見出す，④診療に予防・健康増進を取り入れる，⑤患者・医療者関係を強化する，⑥実行可能である，である．これらは図1のようにまとめられて

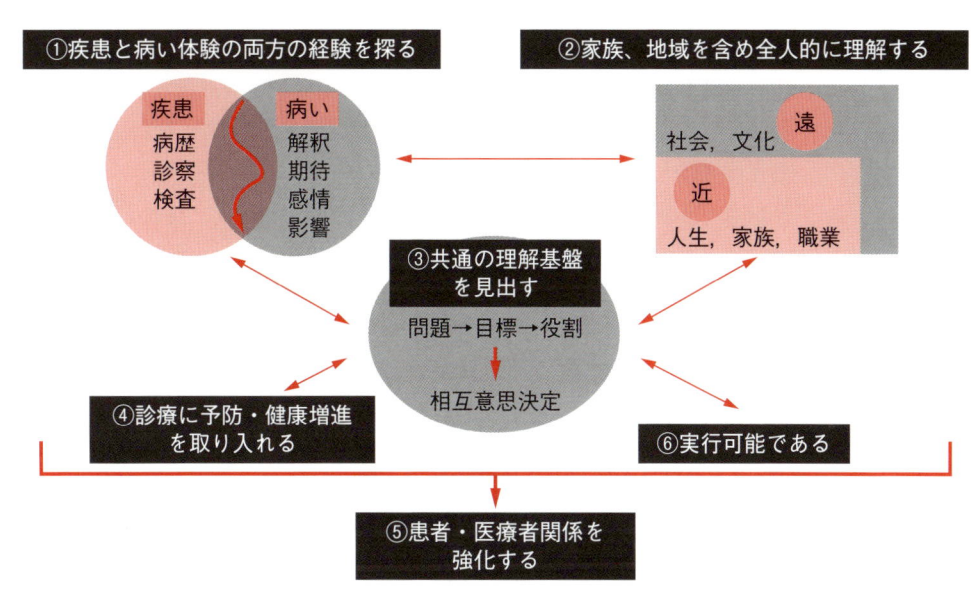

図1　患者中心の医療の方法
文献3を参考に作成

いる．

　まず①の疾患と病い体験を探ってみよう．疾患については今まで論文・教科書でエビデンスをしっかり考察してきた．病い体験について聞くには，「**か・き・か・え**」，つまり疾患に対する「解釈，期待，感情，影響」を聞くとよいと習ったぞ．

私　「わかりました．ところで内臓の病気はないということがわかり旦那さんも安心されていますが，ご本人は原因となることについて何か心当たりはありませんか」
患者　「そうですね…実は自分でも考えてみたんですが…関係ないと思うんですけど…」
私　「どうぞ，遠慮なくおっしゃってみてください」
患者　「夫から何かきつい言葉を言われた後に蕁麻疹が出てくるように思うんです．旅行から帰ってきたときも，夫にいろいろ言われてそれで出てきたんです．旅行中はほんとに何ともなかったのに．」
私　「そうですか…奥様はこのようにおっしゃっていますが，旦那様はどうお考えですか」
夫　「そう言われてみれば，たしかに私がきつく言ってしまうと，その後に症状が悪くなっている気がします」

　なるほど，これは興味深い話が出てきた．慢性蕁麻疹の原因の鑑別に挙がっていたストレスの可能性を忘れていた．よしこのストレスについて理解を深めてみよう．今回は患者さんだけの病い体験でなく，夫婦二人の背景を丸ごと探る必要がありそうだ．

私　「それでは，それぞれきつく言われたとき，言ってしまったとき，お二人はどう感じていますか」

患者　「私はもともと辛いことがあっても一人で抱え込む性格なんです．夫の言葉にはとてもイライラして，ストレスを感じています」

夫　「私はなぜか妻にきつい言葉を言ってしまうことがあって，そのとき妻がイライラしてしまうのはわかっているんですが…やっぱり言ってしまうんです」

私　「そうでしたか．そのことについてお二人で話し合ったことはありますか？」

二人　「ありません」

　どうやらこの夫婦にはそれぞれ何らかの心理的な問題が隠れていそうだ．さて，それではこの問題をどうマネジメントするかだ．PCCMの②では，患者の背景を知り，理解することで，患者を全人的に捉えることが重要だとされている．背景としては身近な家族のことや，大きな背景である暮らしている地域社会まで考慮するが，特に家族の問題は患者さんにさまざまな影響を及ぼすことが多い．家族の問題を考えるときに有用なのが，家族を人生の時間経過のなかで捉える**ライフサイクル**という視点である．

　家族はライフサイクルの各段階に合わせて課題があるとされている（表）[4]．そして家族の問題は，本来すでにクリアしているべき以前の段階のライフサイクルの課題を，クリアしていないときに表出してくることがあると言われている．この患者夫婦について考えてみると，'晩年期の家族' にあたる．本来互いに理解しあったうえで '身体的な衰えに直面しながらも夫婦の機能を維持したり，中間世代のサポートをしたり，喪失に対する準備を始める' 段階でなければいけない時期である．しかし現在，この夫婦はお互いにストレスを感じているようである．一つ前のライフサイクルの段階である '子供を巣立たせ次の段階に移る' のなかで行われるべき，'夫婦システムの再交渉' に支障をきたしていたのかもしれない．このためにお互いの立場に関する理解が不十分で，それがストレスとなり，結果として心身症としての慢性蕁麻疹が出現したと考えることができるかもしれない．

私　「お話を伺ってみると，ご夫婦の関係を少しよい方向に持っていくと，蕁麻疹もよくなるように思いますがどう思われますか．というのも，お二人が感じられているように，奥さんが感じているストレスが蕁麻疹と関係している可能性があるのではないかと思うのです．」

患者，夫　「なるほど．そう言われてみれば，そうかもしれません．」

　PCCMで最も重要とされるのが，これまで考えてきたことを元に，患者さん，家族，医師の間で③共通の理解基盤を見出すことである．問題点は何か，それをどう取り扱うか，目標は何か，それに向けて医師，患者/家族はそれぞれに何ができるのか，役割は何か，を話し合い共有する．

　これまでのアプローチは，医療面接においてラポールが形成されているからこそできる

表　家族ライフサイクルの段階

家族ライフサイクルの段階	移行の感情プロセス：鍵となる原則	発達に必要な家族状態の2次的な変化
1. 巣立ち：未婚の若い成人	感情的また経済的な自己責任を受け入れる	a. 原家族との関係における自己の分化 b. 親密な同僚との関係の発達 c. 仕事や経済的自立についての確立
2. 結婚により家族に参加：新しいカップル	新しいシステムへの献身	a. 結婚システムの形成 b. 配偶者と一緒になるための，拡大家族や友人との関係の再構築
3. 小さな子供のいる家族	新しいメンバーをシステムに受け入れる	a. 子供の居場所を設けるために夫婦システムを調整する b. 子育て，経済的活動や家事に参加する c. 子育てや祖父母の役割を包括するために拡大家族との関係を再構築する
4. 思春期の子供のいる家族	子供の自立と祖父母の衰えを包括するために家族の環境を柔軟にする	a. 思春期の子供がシステムから出たり入ったりするのを許すために親子関係を切り替える b. 中年期の夫婦や仕事に再び焦点を当てる c. 高齢世代のケアに加わるように変わり始める
5. 子供を巣立たせ次の段階に移る	家族システムから出る，または入る多数の人を受け入れる	a. 2人としての夫婦システムについて再交渉する b. 成長した子供と親との間の大人の関係を発達させる c. 義理の関係や孫を含む関係を再構築する d. 親（祖父母）の死や身体障害に対処する
6. 晩年期の家族	世代的ルールの変化を受け入れる	a. 身体的衰えに直面するなかで自分や夫婦の機能や関心を維持する；新しい家族や社会的な役割の選択を切り開く b. 中間世代のより中心的な役割をサポートする c. システムにおいて高齢者の知恵と経験のための場所を作る，彼らのために過剰に機能しすぎずに高齢世代を支える d. 配偶者，兄弟，他の仲間の喪失に対処し自分の死のために準備する；人生を振り返り統合する

文献4を参考に作成

ことであり，PCCMの⑤患者・医療者関係を強化する，の元で行われている．また，今後の外来においてさらに関係強化を図り，治療効果を上げていく必要がある．

患者夫婦と話し合ってみた．問題点は，お互いの立場に対する不十分な理解，妻が感じるストレスによると考えられる慢性蕁麻疹，目標は率直なコミュニケーションによる互いの尊重によるストレス緩和，医師の役割は，毎回の診察で簡単なカウンセリングを行い，必要なら抗不安薬であるリーゼ®を処方し，蕁麻疹に対する対症療法を継続すること．夫婦の役割はじっくりとお互いの思いを話し合う機会を設ける努力をし，毎回の診察で夫婦間のコミュニケーションについて報告すること．このようにまとまった．このことは，実際に無理なく行えると思われ，PCCMの⑥実行可能である，ことを満たしている．

case 16 微熱と頭痛が3週間も続いているんです…

阿部昌彦

　今回は総合内科のボスである私の外来を紹介します．私は旧世代の医師ですので若いうちから総合内科的トレーニングを系統だって受けたり，同じ志の医師同士で切磋琢磨してきたりしたわけではありません．地域医療の現場で多くの症例にかかわってきた結果として総合的診療をしているという医師です．ですから，ここ江別市立病院に集ってくれた総合内科をめざす先生方と一緒に私も今勉強しているところです．正直，優秀な彼らの臨床推論には舌を巻くことが多々あります．本書でも当院の総合内科スタッフ，研修医の華麗なclinical problem solvingを紹介してきました．今回はどちらかというとアバウトでヒューリスティック（経験・予測的）な私の外来診療の実際を正直に紹介しましょう．

症例

　生来健康な39歳男性．約3週間前からの微熱と頭痛で来院した．症状出現後1週ほどしてかかりつけ医を受診．採血し異常なく，風邪ということで麻黄湯とイブプロフェンを投与されるも改善せず．来院1週間前には頭痛のため脳神経外科でMRIを受けるも異常なし．発熱と頭痛以外には食欲不振，下肢が火照るための不眠，頻尿と残尿感が少々ある．咽頭痛や上気道炎症状はなし．
　経過中に消化器症状はなかったが，先ほど院内で一度下痢をした．

病歴からまずどう考える？　～総合内科医の頭の中

　中年とまではいかない39歳の男性だ．急性～亜急性発症という印象の発熱．症状の発現にこれといった誘因はなさそうだ．症状の誘因となる病歴をしつこく聴くことはとても重要．つい先日は，3週続く高熱患者で山中を長時間散策した後から症状が出現したというケースを経験した．虫刺されがあったらしく，これが決め手となってライム病を診断できた．再度病歴聴取をし直すことも考えてみよう．
　発熱は悪化，軽快はなく，同じような程度で続いている．**3週間続く発熱**だが高熱ではなく，教科書的な不明熱の定義である38.3℃は満たさず，37℃台前半である．強い消耗感や重篤感は感じさせず全身状態は悪くはない．随伴症状としては**頻尿，残尿感**があるようなので，尿路感染は考慮しておくべきである．しかし，**男性の単純性尿路感染は考えにくい**．性感染症を考えておいた方がよいかもしれない．また，大した発熱でなく比較的長い経過を辿っていることから，慢性前立腺炎の鑑別も必要だろう．この疾患の診断はちょっ

とややこしい．前立腺マッサージで前立腺液を採取？　これらは泌尿器科コンサルトとした方がよさそうだ．

　もう1つの随伴症状である**頭痛**は特異的な症状なのだろうか．全身状態は悪くないし神経症状の訴えはないので，頭蓋内病変をすぐに疑わせるようなことはない．しかし，念のために髄膜炎は除外しておきたい．頭痛はイブプロフェンを内服してから生じているのだろうか．もしそうだとすると，**NSAIDsによる無菌性髄膜炎**も考えられるかもしれない．イブプロフェンは代表的な原因NSAIDsとして知られている．膠原病患者でNSAIDsによる無菌性髄膜炎がみられることがあるというが，基礎疾患のない患者さんに起きてもおかしくはない．発熱2週間後に脳外科を受診しMRIで異常なしと言われているが，神経症状のない頭痛のみの症状でMRIに異常がみられないのは当然だろう．熱源がはっきりしなければ腰椎穿刺も必要かもしれない．

　発熱時の総合内科病歴聴取3点セットである温泉，海外旅行，ペット飼育は問題なし．下肢の火照りは非特異的としよう．先ほどの院内での下痢というのも特異的な症状として取り上げるのはやめておこう．あまりにプロブレムを挙げすぎるとかえって診断が困難になる．特異的な症状だけをプロブレムに挙げて鑑別診断をしていくことが重要だ．

　今のところは，中年男性の亜急性の微熱，頭痛，膀胱炎症状，として問題を整理しておくこととしよう．全身性のウイルス感染症，性感染症を鑑別に挙げたい．自分ではみたことはないが，急性HIV感染症は総合内科外来では常に考えておく疾患であることも忘れないようにしたい．発熱，咽頭痛，発疹，リンパ節腫脹，筋肉痛，関節痛，下痢，頭痛，嘔吐がその代表的症状だが，どれも非特異的なものばかり．**HIV感染症は常に頭の片隅に**おいておきたい．

case 16

診察　追加の病歴聴取と身体診察を行う

　体温36.6℃　Jolt accentuation，項部硬直なし．前頸部・腋窩，鼠径リンパ節腫脹なし．体幹四肢に局所的な圧痛や熱感なく，皮疹なし．咽頭・扁桃の発赤，腫大なし，肺野にラ音はなく，心雑音もない．腹部触診にて肝脾腫なく，圧痛もなし．CVA（costovertebral angle：肋骨脊柱角）叩打痛なし．

病歴聴取，身体診察から考えられること

　追加で聞いたところ，最近の不特定な異性との性行為はなかった．性感染症は可能性が低いか．頭痛はイブプロフェン内服前から軽度あったようだが，内服後に強くなってきているらしい．NSAIDsによる無菌性髄膜炎はやはり考慮すべきかもしれないが，Jolt accentuation，項部硬直がないので，ひとまずその可能性は低いと考えておく．

病歴聴取，身体診察では何も有意なものは得られなかった．さてどうするか．外来でのスクリーニング検査を行い，その結果をみて外来でみるか入院とするかを考えてみることにしたい．総合内科の外来では，最初の病歴，身体診察ではすぐには診断をつけることができないということはしょっちゅうだ．実は，後で病歴を聞き直したり身体診察をとり直してみてやっと重要な手掛かりが得られ診断につながるということが結構多いのである．そんなにいつもスマートに問題解決ができているわけではない．少し，診断の思考過程のペースを落として，ラボ・データもみながら再度問題を整理していくことにしよう．

検査　ルーチン検査を行う

　検尿：タンパク陰性，潜血陰性，沈渣：RBC 1〜4 /HPF，WBC 1〜4 /HPF
　末梢血：WBC 8,900/μL（Eo 1％　Baso 1％　Neutro 62％　Lym 28％　Mono 8％），RBC 475×10⁴/μL，Hb 14.2 g/dL，Ht 41.5％，Plt 26.7×10⁴/μL，AST 64 IU/L，ALT 95 IU/L，LDH 220 IU/L，ALP 378 IU/L，γ-GTP 198 IU/L，ChE 395 IU/L，T-bil 0.48 mg/dL，TP 7.6 g/dL，Alb 3.7 g/dL，BUN 15.7 mg/dL，Cr 0.8 mg/dL，Na 140 mEq/L，K 4.4 mEq/L，Cl 103 mEq/L，TG 121 mg/dL，HDL 38 mg/dL，LDL 141 mg/dL，CRP 8.8 mg/dL，BS 101 mg/dL，ESR 65 mm/時

検査結果から考えられること

　中等度の炎症所見がある．白血球数は上限程度，核の左方移動はない．**単核球が少し増えている．軽度の肝機能障害がある**．つまり，亜急性の微熱が続き，特に有意な身体所見がなく，単核球が増加し肝機能障害がある中年前期の男性，と病像を整理できる．となるとまず考えたいのは伝染性単核球症だ．ただ伝染性単核球症はもう少し若年での発症が典型的だ．39歳という年齢は微妙かもしれない．尿所見は尿路感染を疑うものではないが前立腺炎であるのにもかかわらず尿所見異常なしということも時にみかけるので，やはり泌尿器科で精査してもらっておこう．泌尿器科的問題がなければ伝染性単核球症を疑ってEBウイルス，サイトメガロウイルス感染の血清診断ということにしよう．
　今日のところはアセトアミノフェンだけ処方し，明日泌尿器科を受診してもらってから再度診察をし直すことにする．

診察　経過の病歴を再聴取しながら再診察を進める

　患者さんには先に泌尿器科を受診してもらったが，前立腺炎を含め泌尿器科的な異常は認めなかった．膀胱症状は非特異的なものだったようだ．うーん，プロブレムに取り上げるものを何にするか，これにはいつも悩まされる．総合内科で診察する患者さんでは問題が特定されていないことが多いので，何をプロブレムにして考えを進めていくかが腕の見せ所なのだ．

　では，2日目の診察だ．今朝の体温は37.5℃．頭痛が辛く眠れなかった．昨日は水様下痢が4回あった．ただし腹痛はない．それから，昨日は言い忘れていたそうだが，実は2，3日前から喉の痛みがあるらしい．もう一度身体所見をとり直してみよう．血圧110/68 mmHg，脈拍110/分・整．喉が痛いということなので咽頭・扁桃をよくみるが，2度ほどの扁桃腫大があるだけで発赤，白苔はない．典型的な伝染性単核球症の扁桃腺所見はない．初診時の身体診察では見落としていたが，左後頸部に2，3個の小リンパ節を触れる．圧痛はなく可動性は良好．下痢をしているが，腸雑音の亢進はなく，腹部に圧痛はない．

再度，病歴・身体所見・血液データより何を考え，次にどうするか

　プロブレムは何だ？　**微熱のわりに頻脈**だが…．そういえば昨日は血圧，脈拍はみていなかった！　いかん，いかん．基本に忠実に診察しないと…．下痢はどうだ？　腹部所見はないが下痢がある．3週続く微熱，頻脈，下痢，喉の痛み，後頸部リンパ節腫脹，単核球の上昇，肝機能障害．プロブレムはこれできちんと整理できているだろうか？　下痢，喉の痛みはプロブレムに挙げてよいだろうか？　非特異的？　しかし，この数日のうちに起きてきている症状だ．疾患の経過中に起きているものだから手掛かりになりそうには思える．伝染性単核球症を中心に考えたいところだが，伝染性単核球症で一元的な説明はできるだろうか．**頻脈と微熱から甲状腺機能亢進症が考えられる**かもしれない．下痢も甲状腺機能亢進症で考えられないことはない．うーん難しい．泥臭く鑑別診断を進めるのも総合内科らしいとも言えるのだが…．

　追加採血として，甲状腺機能，HBs抗原，HCV抗体，IgM-HA抗体，サイトメガロウイルス抗体，EBウイルス抗体の検査を行おう．次の一手となるが，抗核抗体で膠原病もスクリーニングしておく．Still病も考えフェリチンもとっておこう．胸部，腹部単純X線写真の一般的画像検査も発熱・下痢のスクリーニングとして行っておく．現時点ですぐに必要とは思わないが，患者さんが不安を訴え検査を強く希望されるので腹部骨盤CTも追加することにした．伝染性単核球症なら脾腫もチェックできるだろう．

追加検査所見から何を考えるか？

＜2時間後＞

胸部単純X線写真に異常なし（図1）．腹部単純X線では腸管ガスがやや多い程度（図2）．下痢をしていることから急性腸炎という印象．腹部骨盤CTでは軽度の脾腫がある程度で，肝胆膵に異常はない（図3）．もちろん腹腔内に膿瘍もない．おっと，ここで先ほどの採血の外注以外の結果が出てきた．

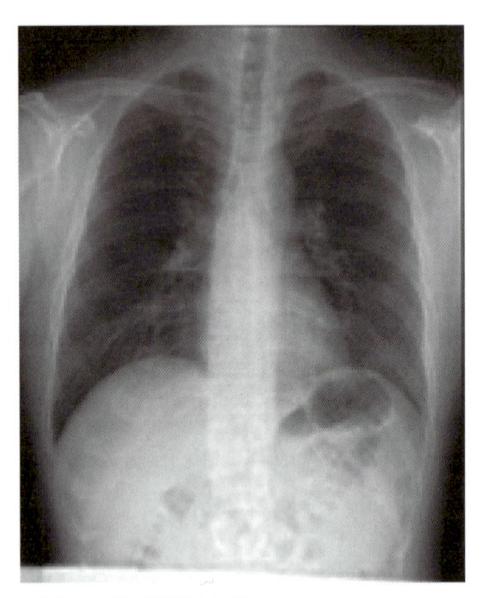

図1　胸部単純X線

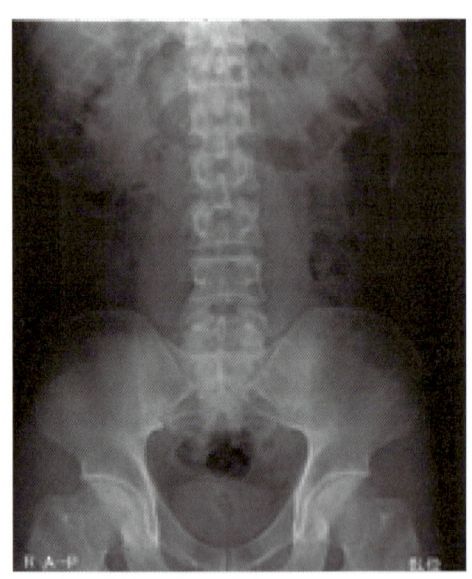

図2　腹部単純X線

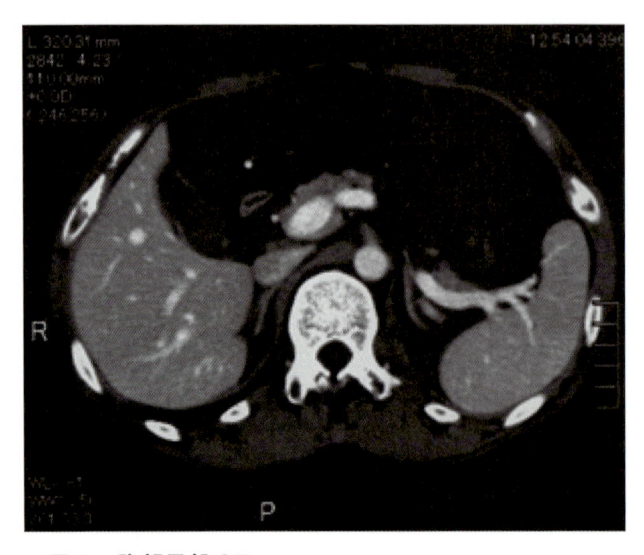

図3　腹部骨盤CT

HBs抗原（−），HCV抗体（−），TSH 0.01μIU/mL，FreeT4 3.65（0.70〜1.48 ng/dL）， FreeT3 9.08（1.71〜3.71 pg/mL）

　B型・C型肝炎は否定的．IgM-HA抗体の結果はもう少し時間がかかる．おや，やっぱり**甲状腺ホルモンが高い**じゃないか！ 喉の痛み？ もしかして…喉＝咽頭，ではなくて首？ いかん，いかん．甲状腺はしっかり触診してなかった．甲状腺ホルモンを検査したのはよかったが，基本的な診察を忘れていた．

　あわてて再び患者さんの頸部の触診をする．前頸部，**甲状腺に一致して圧痛**があるじゃないか．甲状腺はび慢性に硬い軽度の腫大があるように思える．甲状腺炎だ．腺の中央部峡部を中心に圧痛は両葉にわたっている．昨日と今日と2回頸部を触診しているがきちんと甲状腺は触診していなかったのだ．しまった！ 実は，喉が痛いという患者さんの訴えを咽頭痛と医者の方が勝手に解釈し口腔内咽頭の視診しかしないで甲状腺炎を見逃す，という失敗は過去に何回か経験している．また，同じ失敗をしてしまった…進歩のない私である．

● 総合内科ボスの述懐

　つい数カ月前に"咽頭痛"で初診の患者さんに風邪薬を出して帰したところ，数日後に再来，総合内科研修医が診察をして後でしっかり私へフィードバック．「先生，あの亜急性甲状腺炎の患者さんの治療をしておきましたよ」「えっ！？ そんな患者さんいたっけ？」「咽頭痛で先生が風邪ということでみた患者さんですが，咽頭痛ではなくて前頸部痛で甲状腺の痛みでした．甲状腺の圧痛があり，採血で確認しました」後で診療録をみたところ，私が初診でみた咽頭痛，急性上気道炎と診断した患者さんが数日後再来，彼が亜急性甲状腺炎と気がつき適切に対応してあった．総合内科研修医おそるべし！ そのあと彼はしっかり抄読会でAmerican Family Physicianの甲状腺炎の総説[1]で亜急性甲状腺炎を小生に教えてくれたというおまけ付き．

　彼らと一緒に仕事をするとこちらも大変勉強になる．とはいえこのときの教訓をまた生かせていなかったか．喉の痛みで前頸部をきちんと触診しない私の癖がまた出てしまったようだ．ただ，今回は頻脈と微熱で甲状腺ホルモンの採血をしたおかげで助けられた．トホホ…．他にも以前にあった"咽頭痛"の苦い思い出がある．破傷風の患者さんが"筋硬直で嚥下が困難になってきて喉が痛い"という訴えをすることがあるのを知らず，数日間外来でみてしまったのだ．

　本書を読んでいる優秀な研修医の皆さんは訴えを聞くことについてはすでによい臨床医であると思う．しかし，ちょっと注意してほしい．患者さんの訴えは患者さん自身の解釈や表現方法の制約を含んで表現されている．このことを心にとめ，訴えの元となっている状態を病歴聴取，身体診察の両者で的確に把握することを心がけてほしい．

有痛性の甲状腺炎の鑑別を進め[2]，病態を整理する

外傷や放射線照射の既往 →Yes → 放射線性 or 外傷性甲状腺炎
　　　　　　　　　　　　→No → 化膿性甲状腺炎 or 亜急性甲状腺炎

最終診断
サイトメガロウイルス感染症による伝染性単核球症と亜急性甲状腺炎

今回の教訓

- 外来ではヒューリスティックな診断方法でみていくことが多い．そのため自分の診察パターンは気をつけていても同じようなミスを犯しやすいものだ．ただその傾向を知っていればミスをしても気がつきやすく，失敗を取り戻せるチャンスが増える
- （喉の痛みという）患者さんの訴えが何を表わしているのか，きちんと確認しよう
- さまざまな症状があっても，高齢者でなければ『オッカムのかみそり』（診断の原則は単一の原因で説明がつくものを探していく）で考えていこう

Dr. Miyata の 一言メモ

診断の思考過程の2つのモデル[4]

　総合内科医がどのように診断の思考過程を辿っているのかをみてきました．あるときはかっこよくスパッと診断し，あるときは今回のように泥臭く所見と格闘して診断に辿り着きます．このように診断の思考過程は，大きく分けて2つのプロセスから成り立っていると言われています．少ない情報から直感的に**ヒューリスティクス**で診断するシステム1のプロセス．システマティックに情報を集め，**分析的**に少しずつじっくり診断に迫るシステム2のプロセス．診断のエキスパートになるにはどちらも重要なものです．"直感"と"分析"．本書で2つの思考過程がどのように使われているのか味わっていただけたでしょうか．

　最後に一言．総合内科はやっぱりおもしろい！

参考文献

1) Bindra, A. & Braunstein, G. D.：Thyroiditis. Am Fam Physician, 73 (10)：1769-1776, 2006
2) Burman, K. D.：Subacute granulomatous thyroiditis. UpToDate® Ver. 17.3
3) Hirsch, M. S.：Cytomegalovirus and Human Herpesvirus Types 6, 7, and 8.「Harrison's principles of internal medicine 17th ed」（Fauci, A. S., et al. Edt.）, pp. 1109-1112, McGraw-Hill Professional, New York, 2008
4) Croslerry, P.：A universal model of diagnostic reasoning. Acad Med, 84：1022-1028, 2008

索引

欧文

A〜B

ACS ······················· 71
acute coronary syndrome 71
acute renal failure with severe loin pain after anaerobic exercise ······· 59
AGML ···················· 62, 140
ALP 上昇 ················· 123
ALPE ····················· 59
anchoring ················ 27, 69
availability ··············· 27
availability bias ·········· 90
Beckの三徴 ··············· 147
Behçet 病 ················· 103
Bezold–Jarisch reflex ····· 72
biomedical model ········ 119
biopsychosocial model ··· 119
Blatchford risk–stratification score ················· 132

C〜D

Castleman 症候群 ········· 81
CD 関連性下痢 ············ 44, 52
CD トキシン ············· 46, 52
CD トキシン検査 ········· 50
Clostridium difficile 関連性下痢 ············ 44
Clostridium difficile トキシン ············ 46
cognitive autopsy ········ 22
confirmation bias ········ 28, 79, 90
CREST 症候群 ············ 156
Crohn 病 ················· 103
Diagnostic Presentation ··· 36
DIC ····················· 46
Dog ear sign ············· 54
dual process theory ······ 17

E〜J

EB ウイルス ············· 81
episcleritis ·············· 154
explanatory model ······· 110
FENa ··················· 56
Fitz–Hugh–Curtis 症候群 ··· 63
Flank stripe sign ········· 54
Google Scholar ·········· 59
H2 ブロッカー ··········· 173
hindsight bias ··········· 23, 29, 170
HIV ウイルス ············ 81
ICU 入室レベル ·········· 132
illness ·················· 113
illness script ············ 18, 39, 61
jolt accentuation ········ 82

K〜M

Kussmaul 徴候 ··········· 147
Lyme 病 ················· 94
M&M カンファレンス ···· 22
MI ····················· 71
mitral regurgitation ····· 73
Morbidity & Mortality カンファレンス ······· 22
MPO–ANCA ············ 156
MR ···················· 73
MRSA ·················· 96
Murphy 徴候 ············ 63
myocardial infarction ···· 71

N〜P

no fault error ··········· 79, 170
NSAID 潰瘍 ············· 121
NSAIDs ················ 132, 183
Opening Statement ····· 37
patchy renal vasoconstriction ············· 59
PCCM ·················· 176
PMR ··················· 153, 154
PMS ··················· 118
premature closure ······· 31, 69
premature ventricular contraction ··········· 146
premenstrual syndrome ·· 118
protein–losing enteropathy 50
Psoas line ·············· 54
PVC ··················· 146

Q〜S

Q 熱 ··················· 82
red flags ··············· 64
reflection in action ····· 22
reflection on action ····· 22
Reiter 症候群 ··········· 94
RS3PE ················· 154
SAAG ················· 49
search satisficing ······· 129
semantic qualifier ······ 17, 93

Serum–Ascites Albumin Gradient ……… 49
shifting dullness ……… 45
SIRS ……… 96
Sister Mary Joseph リンパ節 ……… 83
SLE ……… 82
somatization ……… 116
SpPin ……… 126
SQ ……… 18, 93
sytemic inflammatory response syndrome ……… 96

T～V

TIA ……… 70
Time Course Illness Script Analysis ……… 39
Tissue is the issue ……… 102
transient ischemic attack ……… 70
unpacking error ……… 52
value bias ……… 30
Vilchow リンパ節 ……… 83

和文

あ行

アウトカム・バイアス ……… 140
亜急性甲状腺炎 ……… 187, 188, 190
悪性腫瘍 ……… 100, 115, 153
悪性リンパ腫 ……… 82, 153
圧排性の無気肺 ……… 146
圧迫骨折 ……… 64
後知恵バイアス ……… 23, 29, 140, 170
アメーバ感染症 ……… 107
アメーバ大腸炎 ……… 103, 106, 107
アメーバ膿瘍 ……… 107

アルゴリズム法 ……… 98
胃潰瘍 ……… 132
意識消失 ……… 160
痛みの場所 ……… 63
一過性脳虚血発作 ……… 70
イレウス ……… 162
咽頭痛 ……… 182, 187
ウイルス感染 ……… 93
ウイルス性 ……… 93
ウィルヒョウリンパ節 ……… 83
運動後急性腎不全 ……… 59
壊死性筋膜炎 ……… 96
塩酸バンコマイシン ……… 50
炎症性疾患 ……… 115
炎症性腸疾患 ……… 100, 103
黄色ブドウ球菌 ……… 96
嘔吐 ……… 111
オウム病 ……… 82
横紋筋融解症 ……… 55
悪心 ……… 111
落ち度のない診断不能例 ……… 170
オッカムのかみそり ……… 32, 144, 161, 190

か行

潰瘍性大腸炎 ……… 103
確証バイアス ……… 79
拡張障害 ……… 139
過失のない誤診 ……… 79
下膵十二指腸動脈 ……… 167, 168
仮説演繹法 ……… 16, 98
価値バイアス ……… 30, 140
化膿性関節炎 ……… 94
化膿性関節炎の機序 ……… 95
過敏性腸症候群 ……… 53
下部消化管内視鏡 ……… 102
下壁梗塞 ……… 72

肝機能障害 ……… 184
間質性腎炎 ……… 155
患者主体の医療面接 ……… 113
患者中心の医療の方法 ……… 176
感情的問題 ……… 32
感情バイアス ……… 113
癌性心膜炎 ……… 149
癌性腹膜炎 ……… 47
関節リウマチ ……… 91
感染症 ……… 153
感染性心内膜炎 ……… 82, 95
感染性腸炎 ……… 103
感染性の関節炎 ……… 93
肝臓癌 ……… 153
カンピロバクター ……… 100
菊池病 ……… 82
寄生虫 ……… 93
偽膜性腸炎 ……… 50
奇脈 ……… 147
逆転移 ……… 32
急性胃粘膜病変 ……… 140
急性肝炎 ……… 115
急性冠症候群 ……… 71
急性虫垂炎 ……… 101
共感 ……… 110
胸腔内圧 ……… 160
虚血性腸炎 ……… 44, 62, 100, 103
筋性防御 ……… 47
筋肉痛 ……… 153
黒緑色の嘔吐 ……… 161
憩室炎 ……… 62
憩室出血 ……… 100
頸部リンパ節腫脹 ……… 81
結核 ……… 115
結核菌 ……… 100
結核性 ……… 81
血管炎 ……… 91

血管迷走神経反射……………… 160	上腸間膜動脈閉塞…………… 63	脊椎の病変………………… 67
血管迷走反射………………… 72	上部消化管内視鏡…………… 123	赤痢アメーバ……………… 100
月経前症候群………………… 118	症例の臨床像………………… 61	赤痢菌……………………… 100
月経前不快気分障害………… 118	ショック…………………… 131	穿孔………………………… 62
血腫………………… 162, 165, 167, 168	ショック状態………………… 131	説明モデル………………… 110
結晶性………………………… 93	徐脈………………………… 160	全身倦怠感………………… 115, 121
結晶誘発性関節炎…………… 91	腎癌………………………… 149	全身性炎症反応症候群……… 96
血性の吐物…………………… 131	心筋虚血…………………… 133	全身性浮腫………………… 143
血便…………………………… 100	心筋梗塞…………… 71, 121, 134, 140	前立腺癌…………………… 126
原発性骨腫瘍………………… 126	真菌性……………………… 81	早期閉鎖………………… 31, 69
抗核抗体……………………… 156	神経所見…………………… 125	総胆管への結石嵌頓………… 62
膠原病……………………… 91, 92	心原性ショック……………… 137	僧帽弁閉鎖不全症…………… 73
膠原病類縁疾患……………… 153	腎梗塞……………………… 56	
甲状腺………………………… 187	腎後性……………………… 56	**た行**
甲状腺炎……………………… 89	腎実質性腎不全……………… 56	タール便…………………… 122
甲状腺機能低下症……… 115, 121	心室性期外収縮……………… 146	多発筋炎…………………… 92
抗不安薬……………………… 122	浸出性腹水…………………… 49	多発性骨髄腫……………… 93, 126
黒色便………………………… 131	腎性低尿酸血症……………… 59	単純性尿路感染…………… 182
骨Paget病…………………… 126	腎前性腎不全………………… 56	胆石胆囊炎………………… 62
骨転移………………………… 93	腎臓癌……………………… 153	タンパク漏出性腸症………… 50
	身体症状化………………… 116	痔出血……………………… 100
さ行	診断エラー………… 20, 23, 24, 108	腸管感染症………………… 100
サーモンピンク疹…………… 87	診断エラーを防ぐ12の秘訣	腸結核……………………… 103
最悪ケースのシナリオの除外	…………………………… 24	腸チフス………………… 82, 100
……………………………… 98	診断的タイムアウト………… 151	著明な低電位……………… 146
細菌性………………………… 93	心タンポナーデ…… 137, 140, 147, 149	治療閾値…………………… 72
サイトメガロウイルス… 81, 184, 190	心囊液…………………… 135, 148	徹底的検討法……………… 98
サルモネラ…………………… 82	心破裂…………………… 138, 140	転移性骨腫瘍……………… 126
サルモネラ菌………………… 100	心不全……………… 71, 115, 142	転移性腫瘍………………… 82
残尿感………………………… 182	心膜転移…………………… 149	転換性障害………………… 73
失神……………………… 160, 168	蕁麻疹……………………… 172	伝染性単核球症………… 184, 188, 190
失神の原因…………………… 72	診療システムの問題………… 20	伝染性単核球症様症候群…… 84
シマウマ……………………… 63	睡眠薬……………………… 122	糖尿病……………… 115, 121, 133
十二指腸狭窄………………… 168	頭痛……………………… 111, 182, 183	投錨………………………… 69
消化管出血…………………… 132	成人スチル病……………… 82, 92	動脈瘤破裂………………… 168
消化性潰瘍………………… 62, 100	生物医学モデル…………… 119	トキシン…………………… 93
状況失神……………………… 161	生物心理社会モデル………… 119	

トキシン検査	50
トキソプラズマ	82
吐血	131
トリアージの暗示	151

な行

尿ミオグロビン	56
尿路感染症	121
認知エラー	22
認知症	62
認知心理	23
認知心理的問題	20
認知的要因	108
ニンニク注射	109
猫引っかき病	82
ネフローゼ症候群	115

は行

バイアス	23
肺炎	121
肺炎球菌	96
敗血症性関節炎	94
肺塞栓	71
梅毒反応の生物学的偽陽性	155
パターン認識	16
パターン認識法	98
発熱	153
発熱時の総合内科病歴聴取3点セット	183
バンコマイシン	50
反跳痛	47
比較的徐脈	82
皮疹	172
ヒッカムの格言	145, 161
ヒトヘルペスウイルス8型	81
微熱	182
非分析的方法	16

ヒューリスティクス	16, 23, 190
ヒューリスティック	182, 190
病原大腸菌	100
びらん性出血胃炎	136
頻尿	182
頻脈	143, 160, 185
不安障害	70
腹腔内動脈瘤	168
副甲状腺機能亢進症	126
浮腫	142
不定愁訴	119
不明熱	153
ブルセラ	82
プレゼンテーション法	36
分析的	190
分析的方法	16
分類不能の膠原病	157
ベイズの定理	26, 80
ペースメーカー不全	121
片頭痛	112
便の検鏡	104
乏尿	142
蜂巣肺	156

ま〜わ行

慢性蕁麻疹	180
慢性蕁麻疹の鑑別疾患	174
慢性蕁麻疹の治療ガイドライン	173
水差し型	146
無菌性髄膜炎	89, 183
無菌性膿尿	155
無症候性心筋梗塞	139
迷走神経反射	160, 168
メタ認知	22
メトロニダゾール	50
問題表象	17, 18, 93

薬剤	93, 153
薬剤性の横紋筋融解症	93
病い体験	113
腰痛のred flags	64
ライフサイクル	178
ラポール形成	173
リウマチ性多発筋痛症	93, 153
類推的転移	19
レジオネラ	82
連鎖球菌	96
漏出性腹水	45, 49
ワースト・ケース・シナリオ	80
ワンセンテンス・サマリー	18, 37, 58, 161, 162

❖ 著者プロフィール（五十音順）

阿部昌彦 Masahiko Abe
江別市立病院　副院長

自治医科大学卒業生として20年来北海道の地域医療に従事．地域のニーズに応えることを目標とした総合診療と地域医療教育を行ってきた．平成19年から江別市立病院で地域医療を担う総合内科医育成事業を開始しました．自治医科大学臨床教授　医学博士　循環器内科専門医　総合内科専門医

岩田啓芳 Hiroyosi Iwata
江別市立病院総合内科　現・洛和会音羽病院総合診療科

江別市立病院の初期研修で診断の思考過程や胃内視鏡・エコーなどの多くの診療手技を学び，現在は洛和会音羽病院で後期研修中．日々さまざまな症例を経験しています．

大友　元 Gen Otomo
江別市立病院総合内科　現・摩周厚生病院内科

旭川医科大学卒，卒後8年目．本州の病院で研修をし，北海道に戻って4年目を迎えた．複雑な症例をなるべくシンプルに診ようと考えているが思うようにいかず，症例と格闘しながらのまだまだ研修中の身です．

加藤隼悟 Shungo Katoh
江別市立病院総合内科

琉球大学卒業後，初期研修は国立病院機構長崎医療センターで救急・総合診療に重点を置き，卒後3年目に長崎大学熱研内科に入局．長崎大学病院とマニラの感染症専門病院（サンラザロ病院）で後期研修の後，現在江別市立病院総合内科で総合診療力を磨くため研修中．東西南北自分磨きの真最中です．

日下勝博 Katsuhiro Kusaka
江別市立病院総合内科

自治医科大学卒．卒後10年目の総合内科医．江別市立病院・総合内科の立ち上げに尽力．北海道の僻地中核病院で多忙な日々を送った後，再び江別市立病院総合内科に勤務し，総合医マインドを後輩医師に伝えています．

高橋早織 Saori Takahashi
江別市立病院総合内科

長年総合内科医として働いていますが，研修医指導では特に呼吸器疾患を得意としています．幅広く診て，時に深く病態を追求する，そんな総合内科診療を楽しんで指導しています．

濱口杉大 Sugihiro Hamaguchi
江別市立病院総合内科

大リーガー医，Jリーガー医の招聘を行い，江別市立病院にて新たな総合内科の研修システムを構築中．大腸内視鏡，気管支鏡，心エコー，など様々な技術を駆使して，バラエティに富んだ症例をマネジメントしてます．ロンドン大学衛生熱帯医学大学院・熱帯医学修士．

濱田修平 Shuhei Hamada
江別市立病院総合内科

外来から往診，病棟管理，胃カメラ・大腸カメラなどの内科検査手技までどっぷりと総合内科に浸かっている7年目．整形外科，小児科，産婦人科での研修も経験し，将来は総合内科医・家庭医としてオールラウンドに患者さんの健康管理ができることを目指しています．

福井慶太郎 Keitaro Fukui
江別市立病院総合内科（北海道家庭医療学センターフェロー　現・国民健康保険上川医療センター）
名古屋市立大学医学部卒業後，家庭医を目指して北海道へ．日鋼記念病院で初期研修後，北海道家庭医療学センターの後期研修プログラムに参加し，北海道礼文島，更別村，室蘭，滋賀県竜王町で診療所研修の後，病棟研修のため江別市立病院総合内科勤務．現在は，上川医療センターで家庭医療とともに，教育，経営，研究を学ぶ毎日です．

宮田靖志 Yasushi Miyata
北海道大学病院・卒後臨床研修センター
大学附属病院，地域中核病院，診療所，米国留学などにて総合内科医，家庭医として診療・教育・研究に従事．診断の思考過程における認知心理，プロフェッショナリズム，ナラティブ・メディシン，地域医療などが関心領域です．

桃井　環 Tamaki Momoi
江別市立病院総合内科　現・佐久総合病院消化器科
札幌医科大学卒，9年目．本州の基幹病院で初期研修を終え，北海道の地域病院で実地診療にあたり，総合内科の重要性を体感する．総合的な診療にあたることで日々課題に直面しているなか，さらなるスキルアップを求め現在研修すべき道を模索中です．

森崎龍郎 Tatsuro Morisaki
幌加内町国民健康保険病院（札幌医科大学地域医療支援センター）
富山医科薬科大学卒，卒後，漢方医（和漢診療）として研修を開始．わかんない科（和漢・内科）で修行してきたので，わかんない患者さんに耐性あり．わかんないことに耐えつつも，問題が解決できたときはうれしいです．

山田和美 Kazumi Yamada
江別市立病院総合内科
もともとは小児科医，現在は家庭医を目指して総合内科を勉強中です．文字通り揺りかごから墓場まで0歳から100歳まで幅広く末永く診れる医者を目指します．在宅診療もやっています．病院から在宅へ，そしてまた病院へ，切れ目のない一貫診療が可能な当院で一緒に研修をしませんか？

若林崇雄 Takao Wakabayashi
江別市立病院総合内科
北海道プライマリ・ケアネットワーク後期研修プログラム"ニポポ"に参加するため，北海道に渡った元関西人．地域医療を充実させるには総合内科的なアプローチが必要と考え，地域の病院で日々悩みながら臨床実践に取り組んだ後に，再び当院総合内科で修行の毎日です．

※所属・プロフィールは発行時のもの

医学とバイオサイエンスの 羊土社

羊土社 臨床医学系書籍ページ　http://www.yodosha.co.jp/medical/

- 羊土社では，診療技術向上に役立つ様々なマニュアル書から臨床現場ですぐに役立つ書籍，また基礎医学の書籍まで，幅広い医学書を出版しています．
- 羊土社のWEBサイト"羊土社 臨床医学系書籍ページ"は，診療科別分類のほか目的別分類を設けるなど書籍が探しやすいよう工夫しております．また，書籍の内容見本・目次などもご覧いただけます．ぜひご活用ください．

▼ メールマガジン「羊土社メディカルON-LINE」にご登録ください ▼

- メディカルON-LINE（MOL）では，羊土社の新刊情報をはじめ，お得なキャンペーン，学会・フェア情報など皆様に役立つ情報をいち早くお届けしています．
- PC版は毎月3回の配信です（研修医号，エキスパート号，医学総合号）．各号のテーマに沿って情報を配信いたします．また，手軽にご覧いただける携帯版もございます（毎月1回配信）．
- PC版・携帯版ともに登録・配信は無料です．登録は，上記の"羊土社 臨床医学系書籍ページ"からお願いいたします．

迷いやすい症例から学ぶ
ジェネラリストの診断力
Clinical Problem Solving
総合内科はおもしろい！

2011年8月1日　第1刷発行

編　著	宮田靖志，濱口杉大
発行人	一戸裕子
発行所	株式会社　羊　土　社
	〒101-0052
	東京都千代田区神田小川町2-5-1
	TEL　　03（5282）1211
	FAX　　03（5282）1212
	E-mail　eigyo@yodosha.co.jp
	URL　　http://www.yodosha.co.jp/
装　幀	コミュニケーションアーツ株式会社
印刷所	三報社印刷株式会社

© YODOSHA CO., LTD. 2011
Printed in Japan

ISBN978-4-7581-1714-2

本書に掲載する著作物の複製権・上映権・譲渡権・公衆送信権（送信可能化権を含む）は（株）羊土社が保有します．
本書を無断で複製する行為（コピー，スキャン，デジタルデータ化など）は，著作権法上での限られた例外（「私的使用のための複製」など）を除き禁じられています．研究活動，診療を含み業務上使用する目的で上記の行為を行うことは大学，病院，企業などにおける内部的な利用であっても，私的使用には該当せず，違法です．また私的使用のためであっても，代行業者等の第三者に依頼して上記の行為を行うことは違法となります．

JCOPY ＜（社）出版者著作権管理機構　委託出版物＞
本書の無断複写は著作権法上での例外を除き禁じられています．複写される場合は，そのつど事前に，（社）出版者著作権管理機構（TEL 03-3513-6969，FAX 03-3513-6979，e-mail：info@jcopy.or.jp）の許諾を得てください．

患者さんの病態が見えてくる！

病態を見抜き、診断できる！
バイタルサインからの臨床診断

豊富な症例演習で実践力が身につく

宮城征四郎／監修
入江聰五郎／著

ただ数値を追うのではない，一歩踏み込んだバイタルサインの読み解き方，診断への迫り方がわかり，演習で身につく1冊．バイタルをとるすべての医療者にオススメ！

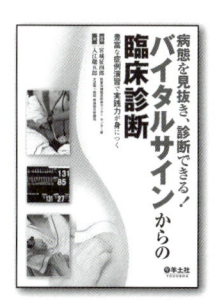

- 定価（本体3,800円＋税） ■ B5判
- 165頁 ■ ISBN978-4-7581-1702-9

身体所見からの臨床診断が1冊に凝縮

疾患を絞り込む・見抜く！
身体所見からの臨床診断

宮城征四郎，徳田安春／編

身体所見から得られた知見を臨床診断へどうつなげるか？コモンディジーズを中心に，身体所見から診断への道筋を網羅！宮城征四郎医師をはじめ身体所見教育のエキスパート達による執筆！

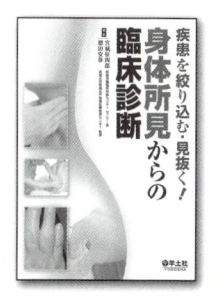

- 定価（本体4,200円＋税） ■ B5判
- 246頁 ■ ISBN978-4-7581-0679-5

臨床力アップの秘訣が満載！

格段にうまくいく！
日常診療実践の手技とコツ

総合的に診療を行う医師のための臨床テクニック

名郷直樹／監修
小谷和彦，朝井靖彦，南郷栄秀，
尾藤誠司，児玉貴光／編

総合的な診療に必須の手技を厳選し，実践に活かせるポイント・コツを解説した診療マニュアル．熟練された手技のポイントがつかめ，さらに診療マネジメント力を養えます！

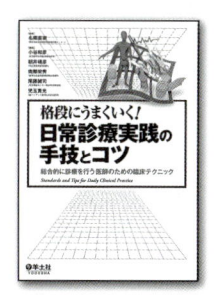

- 定価（本体5,500円＋税） ■ B5判
- 299頁 ■ ISBN978-4-7581-1709-8

レジデントノート人気連載が単行本化！

困りがちな
あんな場面こんな場面での
身体診察のコツ

ジェネラリストのこれからを考える会／企画
大西弘高／編

普段，見よう見まねで行っている身体診察，でも実は困ってしまうことがある…そんな事例が満載！臨床の第一線で活躍する執筆陣が上級医ならではのワザやコツを伝授します．一歩先を目指したい若手医師にオススメ！

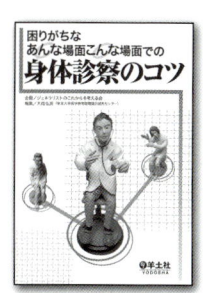

- 定価（本体3,400円＋税） ■ A5判
- 173頁 ■ ISBN978-4-7581-0690-0

発行 羊土社 YODOSHA
〒101-0052 東京都千代田区神田小川町2-5-1 TEL 03(5282)1211 FAX 03(5282)1212
E-mail：eigyo@yodosha.co.jp
URL：http://www.yodosha.co.jp/

ご注文は最寄りの書店，または小社営業部まで

数式を覚えなくても統計を臨床で活かせる！

日常診療にすぐに使える臨床統計学 改訂版

能登 洋／著

現場で必要なことだけをコンパクトにまとめた大好評の入門書が改訂．ポイントを絞った解説とケーススタディで，実践に即したエビデンスの読み方と活かし方がよくわかる！

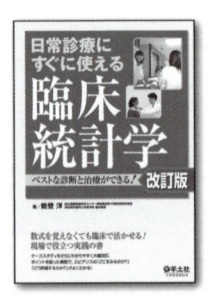

- 定価（本体4,200円＋税）　■ B5判
- 222頁　■ ISBN978-4-7581-1713-5

波形アレルギーを克服しよう！

そうだったのか！絶対読める心電図

目でみてわかる緊急度と判読のポイント

池田隆徳／著

心電図の達人が波形判読のコツを明快に伝授！　さらに治療の必要性を示す緊急度，専門医へのコンサルトなど臨床で役立つアドバイスも満載．研修医・コメディカル必携！

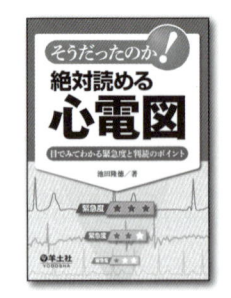

- 定価（本体3,200円＋税）　■ A5判
- 125頁　■ ISBN978-4-7581-0740-2

増刊 レジデントノート

レジデントノート増刊（Vol.13-No.6）

異常所見を探す！見つける！
腹部画像の読み方

症候別・臓器別にみる読影のコツとピットフォール

山崎道夫／編

CT，MRIなど様々な画像を400点以上掲載し，正常解剖の読み方から非専門医が知っておくべき異常所見，出合う頻度の高い疾患の診断方法まで紹介！研修医が陥りやすいピットフォール，クリニカルパールも充実！

- 定価（本体3,900円＋税）
- B5判　■ 213頁
- ISBN978-4-7581-0517-0

レジデントノートは医療現場での実践に役立つ研修医のための雑誌です（月刊／増刊）

鑑別疾患が見開きでわかる

できる！画像診断入門シリーズ
胸部 画像診断のここが鑑別ポイント 改訂版

酒井文和／編，土屋一洋／監

画像鑑別診断の大人気シリーズが待望の改訂！　1疾患が見開き完結の解説で一目瞭然！　鑑別すべき疾患画像を並べて比較でき，鑑別ポイントもしっかり掴める．疾患画像は900点掲載！　画像診断医，研修医にオススメ

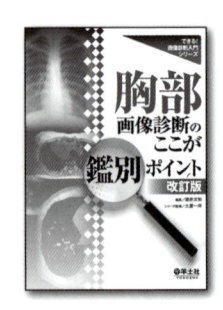

- 定価（本体5,400円＋税）　■ B5判
- 277頁　■ ISBN978-4-7581-0774-7

発行　羊土社 YODOSHA　〒101-0052　東京都千代田区神田小川町2-5-1　TEL 03(5282)1211　FAX 03(5282)1212
E-mail：eigyo@yodosha.co.jp
URL：http://www.yodosha.co.jp/

ご注文は最寄りの書店，または小社営業部まで